免疫は発酵食品でぐんぐんあがる

コロナ、インフルに負けない
自己免疫力のつけ方

金城 実
Minoru Kinjo
作間由美子
Yumiko Sakuma

プレジデント社

はじめに

感染症にならないカラダづくり

予防医療に携わって二五年。

その前の一六年間は大学病院の集中治療室で重症患者の治療をしていました。人工呼吸器や人工心肺を装着しての治療、抗生剤や免疫グロブリン製剤による感染治療など、最先端技術を駆使した高度医療に携わっていました。

そのため、最先端の現代医療の限界もよく知っていますし、だからこそ、二五年にわたって取り組んできた予防医療の可能性に関しても、人一倍よくわかっているつもりです。

感染症は免疫力を上げれば予防できる

まずは、この本を読んで、その可能性を知っていただきたいと思います。

そして、そこに少しでも可能性を感じたら、一つでもいいのです。とにかく実践していただきたい。頭で理解して、頭で考えているだけでは何も変わりません。実践こそがすべてだから。

感染予防の実際の取り組みはたったの三つです。

・粘膜のバリアの機能強化

・自然免疫（体内のおまわりさん…NK《エヌケー》細胞、マクロファージ）のパワーアップ

・腸内環境＝腸内細菌の改善

こうやってみると難しく感じられるかもしれませんが、この三つは誰でも簡単に実践できます。

私自身、予防医療に取り組み始めてからの二五年間、インフルエンザにかかっていません。六五歳の現在でも薬は飲んでいないし、老眼もなし。

かつて大学病院で働いていたときは、毎年インフルエンザにかかっていたし、年に何回も扁桃腺を腫らして抗生剤を飲んでいたのに、です。

そんなに真面目ではない私でもできる簡単な日々のケアで、自分の免疫力を上げれば、そう簡単に感染しないという証明だと思っています。

人のもっている免疫力、自然防衛力、自然治癒力は本当にすごい、といまさらながら感心しています。

予防医療はカラダのメンテナンス

現在の感染症に対する取り組みは、かからないようにする（マスク・手洗い・うがい・集まらない）、感染した場合の診断（ＰＣＲ検査やインフルエンザの簡易検査）、そして感染者に対する様々な治療、この三段階です。そこには、個人個人が自分の免疫力を上げて感染症を防ぐという予防医療の考え方はありません。

予防医療とは、自分のカラダの状態（問題点）を知って、細胞みがきをすることで免疫力、自然治癒力を高めることです。

車もひどい乗り方をしていると、すぐにポンコツになるし、故障して修理も必要になるでしょう？

でも、大切にかわいがって、メンテナンスをちゃんとしていれば、何年も乗ることができるし、クラシックカーとしてちゃんと走ることができます。

人間も一緒で、メンテナンスもせずにぞんざいに扱っていたら、体調不良になり、さらには病気になってしまいます。

故障した車の修理は工場でしますが、病気になった人間の場合は病院での治療、ということになります。

病院での治療が対症療法であるのと比べて、予防医療はカラダのメンテナンスをすることでトラブルが起こる前に問題点を解決する根本ケアと考えるとわかりやすいのではないでしょうか。

その意味で**予防医療は未来の理想的な医療であると私は考えています**。

それは、感染症で言えば「マスク・手洗い・うがい」などの対策と、症状が出てから行う「治療」との〝あいだ〟にあるものです。

私がこの二五年の間に学び実践してきた「免疫力を上げて、感染症を予防する方法」、冒頭に述べた感染症を予防する三つの取り組みです。

そのために、まず、第1章では予防医療のプロから見た感染症を正しく知り対処するための知識と知恵についてお話しさせていただきます。

次に感染症などに対して人間がもつ城壁である粘膜と免疫の話。

そして、その実践に必要な食についての話と体操についての話です。

食については、第三章と第四章の二章にわたって、一般社団法人 日本発酵文化協会の上級認定講師である発酵マイスターの作間由美子さんに、免疫力を上げ腸内環境をよくする発酵食品について執筆していただきました。

すでに知識は十分だ、すぐに実践したいという方は、第四章の発酵食品の取り入れ方と第五章の体操からスタートしていただいてもいいかもしれません。

また、不安がある方は、ぜひ最初から読み進めていただいて、正しい情報と知識と知恵をつけてから、実践していただくほうがよいでしょう。

いずれにせよ、私が日々実践している、簡単な取り組みをガイドブックのつもりでわかりやすく解説しました。


できることから実践すれば、カラダは必ず変わり、免疫力はアップします。

さらに自分でできる取り組みを実感することで不安は解消され、気分も明るくなります。

明るい未来への希望

二〇二〇年の冒頭から猛威を振るっている新型コロナウイルス感染症が収束しても、毎年のインフルエンザも、さらに近い将来には次のパンデミックも間違いなくやってきます。そのたびに新しいワクチンや有効な特効薬を待ってずっと自宅にこもっているわけにはいかないし、ずっとテレワークでは正直キツイでしょう。

人類の歴史を見ても、感染症とどう付き合っていくのかは、我々人類の大きな課題といえるのではないでしょうか。

たしかに、じっと待っていれば、いつか感染が収まる可能性はあります。

しかし、ただ待っていても免疫力は上がりません。

いまこそ、自分で動くときだと私は思います。自分でできることがあるということがわかり、それを実践しながらであれば、外出をし、食事を楽しみ、人と会って話もできる。

自分の免疫力を上げることが、これからの明るい未来への一歩であると私は信じています。

本書の存在によって感染症に対して必要以上にパニックになる必要はないし、しっかり対策をすれば必要以上に恐れることもないということをご理解いただき、そして、簡単な自己実践をすることで明るい日本の未来が築けるんだということを知っていただきたいと思います。

それが私の心からの願いです。

金城　実

第5章　風邪をひかない医者が実践している ミトコンドリアを増やす運動と日々のストレスコントロール　金城 実……153

第1章

金城 実

予防医療の専門家が実践し続けていること

「マスク・手洗い・うがい」だけでは不十分 「ワクチン・特効薬」の前にすること

1 マスクは「効果あり」「効果なし」どっち？

多くの日本人は、ウイルスなど目に見えない外敵の存在を意識することなく生活してきたのではないでしょうか、そう、二〇二〇年に新型コロナウイルスの感染拡大が起きるまでは。

この原稿を書き始めた二〇二〇年一一月現在、新型コロナウイルス感染症はいまだ収束しておらず、多くの人が新型コロナウイルスに感染しないためにマスクを着用しているように見受けられます。そんななか、新型コロナウイルスを使ってマスクの有効性を調べた東京大学医科学研究所の実験結果を、各メディアが報じました。

ウイルスを含んだ飛沫を吐きだすマネキン（感染者役）と、空気を吸い込む装置をしこんだマネキン（非感染者役）を、五〇センチはなして設置。二体ともマスクをした場合、一体ずつがマスクをした場合とで、非感染者役のマネキンがウイルスを吸い込む量を調べた実験です。結果は感染者役のマネキンだけがマスクをしたときは、五〇～七五％ウイルスを吸い込む量が抑えられたのですが、ウイルスを一〇〇％シャットアウトできませんでした。

また非感染者役だけがマスクをしたときは二〇～四〇％しか抑えられなかったのです。まとめると、感染の可能性のある人はウイルスの飛沫を排出しないようにマスクをつけてください。ただ非感染者（飛沫を受ける側）はマスクだけでは防げませんよ、ということでした。もともとマスクは感染者がつけたときに有効と認められてきたので、それは私にとって予想通りの結果であり、「それは当然だ」という感じで受けとめました。しかし、別の意味で「予防医療に携わる者」の使命、役割について再認識をさせられたのでした。

というのも、あるメディアは「マスクは拡散や吸い込み量を抑える」と伝え、また別のメディアでは「マスクだけでは完全に吸い込みを防げない」という研究者のコメントを伝え、また他のメディアでは街の人が怖がっている姿の映像も流していたのです。

同じ事実を伝えてはいるものの、それをどのように表現するかによって、受けとる側に与える印象がまったく変わってしまうということ。マスクは感染した人がつければ飛沫減少効果はあるとしても、多人数が集まらない、距離をあける、換気をするほうがはるかに大きな効果が期待できることは確かです。

それなのにマスクをしていれば大丈夫という、なぜかマスクに過度の期待をしている人が多い。

情報を受けとる側に〝正しい知識〟がないと、正しい対応ができないだけでなく、見えないウイルスにおびえて過ごすことになりかねない。この報道を見ていて、そんな危惧を強く抱きました。

感染症は目に見えないから怖い――。

それは当たり前の話です。知らない相手で、しかもどこにいるのかわからない。そんな相手に不安や恐怖を感じないほうがおかしいでしょう。

加えて、人は恐怖を感じるとパニックになり、飛び交う情報から正しい情報を見極めることができず右往左往してしまいます。

知らないから言われたままに行動し、知らないから不安になり、さらには感染した人を差別する。感染機会の高い医療関係者に対しても感謝よりも差別が先に立ってしまうことが起こったのも、そういったことが一つの原因ではないでしょうか。

この本のテーマの一つは「ちゃんと知る」ということです。

不安や恐怖の正体は「見えない相手」と「正しい知識の欠如」です。
正しく知って、正しく対応すること。
正しく知って、現代医療を過信しないこと。
目に見えない感染症をあなどらずに自然界への畏怖の念を持って接すること。
それができれば、いま起こっている新型コロナウイルス感染症のパンデミックも、近い将来に起こるであろう次のパンデミックにも、極端に恐れることなく向き合えるのではないかと思うのです。

情報を正しく読む力、そのための知識と知恵は、そんなに専門的なものは必要ありません。

私は感染症の専門家ではありませんから、難しい感染理論やワクチン開発といったことは説明できません。

でも、カラダのメンテナンスに関する専門家ではあります。

だから、**感染症の基本的なしくみと、どうしたら感染しづらいカラダをつくり上げることができるのか、人がもって生まれた感染予防能力＝免疫力をアップする方法はどんなものかについてカラダの専門家の立場からお話しすることはできます**。

それによって、正しい知識、正しい知恵を得て、みなさんが簡単に実践できる取り組みをこの本で伝えていきたいと思います。

2 〝未知のウイルス〟に対してワクチン・特効薬を期待するけれど……

人類にとって〝未知のウイルス〟の感染拡大が起きると、決まってワクチンや特効薬の登場を期待する声が出てきます。

「三密（密閉・密集・密接）回避」の限界、そして「マスク・手洗い・うがい」だけでは感染を防ぐことができないのだから、「早くワクチンを」「早く特効薬を」となるのもわからなくはないのですが、でも、その前に、**日常生活のなかで、しかも自分でできる〝有効な対策〟があります**。

粘膜の強化と自然免疫の活性化です。

ほとんどの感染症は私たちの粘膜（目、鼻、口、胃腸、気管、肺など）から侵入します。**この粘膜を丈夫にすることができれば、感染症にかかる確率は間違いなく下げることができます**。

またウイルスや細菌と接触した初期の段階で、私たちの細胞を病原体から守ってくれるのが自然免疫という防御システムです。この自然免疫を担うマクロファージやNK《エヌケー》細胞は感染が起こっていなくても、〝おまわりさん〟のように、絶えず体内をパトロールして、あやしげな侵入者（ウイルスや細菌）がいれば職務質問をして逮捕・抹殺したり、感染初期の粘膜細胞を識別して排除して、貪食してくれるのです。

ということはこの二つの免疫機能を活性化すれば、落ちたタバコで発生した小さいボヤ程度の火災を自力で消火できるように、初期段階の感染を自力で消し止めることができるのです。

えっ、感染しても発症しないって、どういうこと――読者のみなさんのなかには、そう思った方も多いことでしょう。

実は「ウイルスに感染した」からといって、必ずしも「発症する」わけではありませんし、手の皮膚や鼻や口などの粘膜にウイルスがくっつくことが感染ではないのです。

まずは、それらの用語の意味するところを少しご説明したいと思います。

3 「感染」と「発症」「PCR陽性」はイコールじゃない

感染者数何名とか、著名人の誰それが新型コロナウイルスに感染した、という話を聞いてハラハラドキドキ、一喜一憂していた方も多いと思います。

でも、そもそもこの「感染」という言葉、どういうことだと思いますか？

「感染」とは、たとえて言うなら、侵入者（ウイルス）が、城（私たちのカラダの細胞）のなかに入り込んで自分の分身を増やしていく（増殖していく）状態です。

皮膚や粘膜は、城を取り囲んで防御する〝バリア〟のようなもので、これがガードしているので、侵入者はそうやすやすと城のなかに入り込めません。

さらに言うと、目の粘膜は涙、鼻の粘膜は鼻水、口の粘膜は唾液、のどの粘膜はクシャミやセキによって、外から侵入してくるものを外に追い出すようになっています。手の皮膚についたウイルスを手洗いや消毒で侵入を防ぐのと同じことです。

なのでウイルスが皮膚や粘膜に付着しただけの状態は「感染」ではありません。

しかし、これらのしくみがうまく作動しないと、侵入者はバリアを突き破って細胞に侵入し自分の分身をたくさんつくりだします。これが「感染」です。


ついでに言うと、連日PCR検査で「陽性」が出た人の数が発表されていますが、「PCR検査陽性」とは、いまウイルスがいる可能性がある、または、少し前にウイルスがいた痕跡がある、ということを意味するのであって、「一〇〇%感染している」ことと必ずしもイコールではありません。検査陽性者と感染者は別なのです。


さて、「感染」、つまり城に入り込んだ侵入者の分身が増えると城の構造物の一部が壊れてきます。私たちのカラダの組織の一部が炎症を起こすと、痛みや発熱、下痢、セキなどの症状があらわれます。これが「発症」です。

つまり、組織が壊れない炎症を起こさない場合、感染しても症状があらわれない、感染症を発症しないということなのです（ただし、周囲の人に感染させる可能性がありますので、そこは注意が必要です）。

こういった言葉の意味がわかると、恐怖も少し薄れていきませんか。

ウイルスの侵入から感染まで

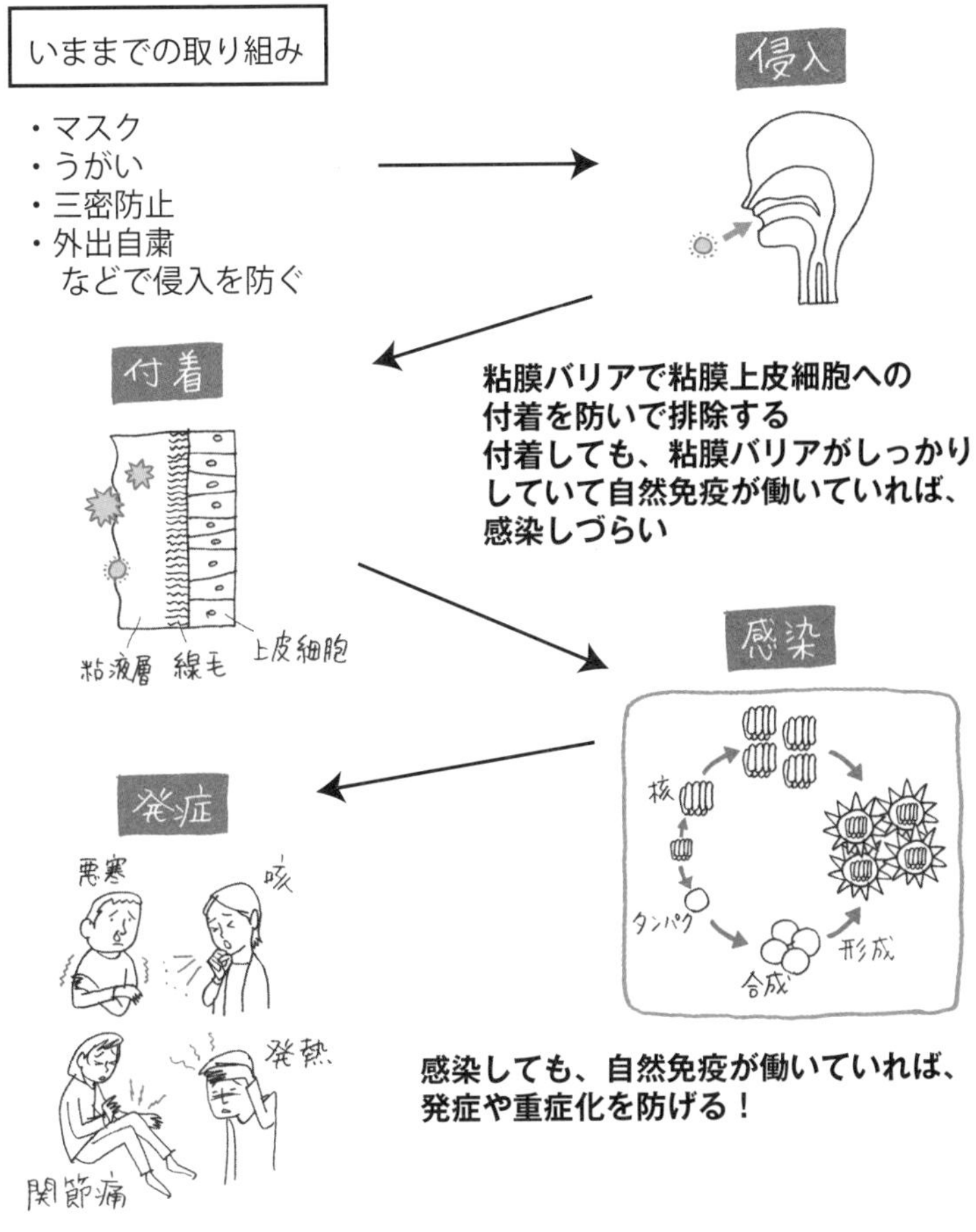
いままでの取り組み
・マスク
・うがい
・三密防止
・外出自粛
などで侵入を防ぐ
侵入
付着
粘膜バリアで粘膜上皮細胞への
付着を防いで排除する
付着しても、粘膜バリアがしっかり
していて自然免疫が働いていれば、
感染しづらい
粘液層
線毛
上皮細胞
感染
核
タンパク
合成
形成
発症
悪寒
咳
発熱
関節痛
感染しても、自然免疫が働いていれば、
発症や重症化を防げる！

4
ウイルスに打ち勝つカラダづくり、三つのポイント!!

さて、本書がお伝えするのは、これらのウイルス、あるいは今後、出現するであろう〝未知のウイルス〟に打ち勝つカラダを自分でつくる具体的な方法です。

ポイントははじめにの冒頭でも挙げた三つです。

①粘膜のバリアの機能強化
②自然免疫（体内のおまわりさん…NK《エヌケー》細胞、マクロファージ）のパワーアップ
③腸内環境＝腸内細菌の改善

例年、冬場に流行するインフルエンザも、世界を混乱におとしいれた新型コロナウイルス感染症も、そしてカゼ（医者の教科書には「普通感冒」と書かれている感染症）も、鼻やのど、口、そして目の粘膜の細胞のなかにウイルスが侵入し、増殖することによって感染を起こすことがはじまりです。

粘膜はウイルスなどの外敵が入り込もうとするのを阻止する〝バリア〟の役割を果たしていますが、これを強化することがウイルスに打ち勝つカラダづくりの一つ目のポイントです。

この〝バリア〟に不具合があると、ウイルスが細胞のなかに入り込んでしまうのですが、しかし私たちのカラダのなかには城の周辺をパトロールしている**〝おまわりさん〟**のような存在がいて、侵入者が体内に入ると速攻でやっつけてくれるのです。

NK《エヌケー》細胞やマクロファージと呼ばれるもので、この自然免疫にしっかりと働いてもらうようにするのが二つ目のポイントです。

粘膜バリアと周辺をパトロールしている〝おまわりさん〟、この二つのしくみを強化することによって「感染しない」で済みますし、たとえ「感染しても発症しない」「発症したとしても重症化しない」ことが可能になります。

この粘膜バリアと体内の〝おまわりさん〟を強化するときに重要なことがいくつかありますが、その一つが「ミトコンドリア」を元気にすること。

私たちのカラダはおよそ六〇兆個の細胞でできており、それぞれの細胞に任務が与えられています。六〇兆個ってすごい数ですよね。このそれぞれの細胞が、ぞれぞれの任務をとどこおりなく遂行することによって、私たちのカラダは健康な状態を保つことができているわけですが、問題は、それぞれの任務がとどこおりなく遂行されるには、どうしたらいいのかということです。

たとえば、車が走るにはエンジンが必要ですよね。それと同じように、細胞たちも各自の任務を果たすにはエネルギーが必要です。それを生み出すのが「細胞のエンジン＝ミトコンドリア」なのです。

ミトコンドリアが元気になると、脳も心臓も肝臓も腎臓も元気になり、そして粘膜も体内の〝おまわりさん〟も元気になって、ウイルスに打ち勝つ力がアップします。

ウイルスに打ち勝つカラダづくりのポイント、三つ目が「腸内環境＝腸内細菌の改善」粘膜バリアと体内の〝おまわりさん〟を強化するのはもちろんのこと、ミトコンドリアの働きを保つうえでも重要なポイントなのです。

5 新しい日常は「すでにあるもの」を見直すことから始めよう

私たちの腸のなかにはいろいろな細菌が住んでいます。みなさんも、ビフィズス菌とか、腸内善玉菌・悪玉菌とか、聞いたことがあるのではないでしょうか。

腸のなかではいろいろな種類の菌が寄り集まって存在しているのですが、その様子がお花畑（フローラ）のように見えることから「腸内フローラ」と呼ばれています。

腸内細菌については善玉菌・悪玉菌という名前から「カラダにいい働きをする善玉菌を増やして、悪さをする悪玉菌はやっつけたほうがいい」と思っている方も多いのですが、悪玉菌を腸内から一掃して、まったくなくしてしまうことは、むしろ私たちのカラダにとってよくありません。

重要なのは、悪玉菌と善玉菌とのバランス。バランスのとれた腸内フローラを保つこと

によって腸の働きがよりよくなり、カラダに必要なタンパク質・糖質・脂質やビタミン・ミネラルなどの栄養素が吸収されます。

それによって、粘膜はもちろん、ウイルスに対する初動捜査を担当する細胞たち、そしてミトコンドリアなども元気に自分の任務を果たすことができるのです。

さらには、腸内細菌がつくりだす物資自体にも、ウイルスなどの外敵を排除する働きがあることが知られています。

ただ、問題はどうしたら、調和のとれた腸内フローラができるのか。

私が日ごろから実践し、かつ予防医療のカウンセリングや指導、講演会などでもおすすめしているのは、日本食を中心とした食事です。

日本食は肥満や糖尿病、動脈硬化などの生活習慣病を未然に防いだり、「死亡リスク」を下げることが国内外の研究で知られています。

また、日本食には味噌や醤油、お酢、漬物、納豆など、いろいろな発酵食品が用いられていますが、この発酵食品がウイルスに負けないカラダをつくるうえでも心強い味方になってくれるのです。

6

ウイルスに打ち勝つ秘訣は〝日常〟にあり！

これから、ウイルスに負けないカラダをつくる具体的な方法を紹介していくのですが、その前に、一つお話ししておきたいことがあります。

私の専門は「予防医療」です。細胞からの老化防止、疾病予防に関する本物の情報を踏まえて、カウンセリングや指導などの活動を行っています。

「予防医療」をひと言で説明するならば「日々の健康への取り組み」、つまり、その人その人に合った適切な食生活と適度な運動の実践なのです。

とはいえ、ウイルスに打ち勝つカラダをつくる日々の取り組みは、多くの人が想像していることと少し違っているかもしれません。

みなさんがこれまでの日常のなかで、少なからず経験していること。それをちょっとだけ意識して取り組んでいただくだけです。

健康に人一倍関心をもっている人ほど、私の話を聞いて「えっ、それだけで、ウイルスに負けないカラダがつくれるの？」「そんなウマい話があるの？」とおっしゃるほど、簡単なものです。

それでは、具体的な方法について、次の章からお話ししていきます。

この章のおさらい

◎免疫力と自然免疫で感染症を予防できる

◎ポイントは、

①粘膜のバリアの機能強化

②自然免疫（体内のおまわりさん…NK《エヌケー》細胞やマクロファージ）のパワーアップ

③腸内環境＝腸内細菌の改善

の三つ

◎「陽性」「感染」「発症」は意味が違う

◎日常生活のちょっとした改善で感染症を遠ざけることができる

第2章

金城 実

「一日一食は日本食」でカラダの城壁・粘膜のガードを強化する!!

カラダの優れた機能をうまく使うためには秘訣があるのです

1

「カサカサ肌」「口がかわく」「口臭が気になる」ちいさなサインに気をつけて!!

目には見えませんが、私たちの身の回りにはカビや細菌、ウイルスなど、多くの微生物が存在しています。

腸内細菌だけでも100兆個という想像を超える数になります。

それでも、私たちのカラダが感染せず健康な状態を保っていられるのは、私たちのカラダが〝バリア〟によってガードされているからです。

カラダをガードする〝バリア〟には、大きく分けて二つあります。

一つは全身の表面を覆っている皮膚、そして、もう一つが粘膜です。

たとえば、目の表面は涙と粘膜が覆っています。

また、鼻の穴から気管、口からのど・胃腸・肛門はつながっていて1本の管のようになっています。この管の内側の表面が外界（空気や便など）と接しているのですが、ここも粘膜に覆われているのです。

この粘膜の〝バリア〟に不具合があると、ウイルスや細菌などの外敵が侵入しやすくなり、感染を起こすことになります。粘膜バリアの不具合はどんな状態としてあらわれるかというと、

- 肌がカサカサする（肌あれ）
- 口がかわく
- 口臭が気になる
- 口内炎がある
- 鼻水が出る
- 花粉症がある
- 目がかわく、かゆい
- 目やにが出る
- のどが痛い

・セキが出やすい
・タンが多い
これらの症状が一つでもあれば、粘膜の〝バリア〟が弱っている可能性があります。

2 口の乾燥・口呼吸は要注意

自分の口のニオイが気になる、という方はいませんか?

ニンニクなど、ニオイのある食べ物を食べたあとにニオイが気になる――これは当然のことであって、そのニオイは健康上の問題があって生じたものではありません。

この他、歯に食べ物がはさまったままのときや、眠りから目覚めたときも、口臭がきつくなることがよくあります。

歯磨きなどで歯にはさまった食べ物を取り除いたり、目覚めた際に軽くうがいをするなどして、口臭が気にならなくなるのなら問題はありません。

感染対策上ちょっと心配なのは、口臭が気になるうえに口がかわいている、つまり、**唾液が十分に出ていない場合です**。

私たちは、加齢やストレス、口があいている(口呼吸をしている)、飲んでいる薬の副作用など、様々な理由で、唾液が十分に出なくなることがあります。

唾液には口のなかを浄化する働きがあるのですが、それが十分に出なくなると口のなかの清潔が保てません。口のニオイがきつくなってくるのはそのためです。

それだけではありません。唾液が十分に出ないと、口のなかを覆う粘膜がかわいてしまいます。これでは、粘膜の〝バリア〟も弱くなってしまいます。

さらに心配なのは、口がかわいている人は、のどや気管、気管支などの粘膜もかわきがちですし、セキが出ていがらっぽかったり、タンが切れない状態になってしまいます。


もし、病気の治療のために薬を飲んでいて口がかわくようになったなら、主治医や薬剤師さんに相談してみるとよいでしょう。

また、自分が口から息を吸ったり吐いたりしている（口呼吸）ことに気づいたのなら、**鼻から息を吸ったり吐いたりする「鼻呼吸」を意識的に行うよう、心がけてみましょう**。

鼻呼吸の習慣を身につけるようサポートしてくれるテープがドラッグストアなどで売られていますので、それを利用するのも一つの方法です。

3 カラダの城壁・粘膜を強くする ビタミンAとタンパク質

私たちはふだん意識することなく息を吸ったり吐いたり、呼吸をしています。

そのとき、鼻やのど、口の粘膜に直接、空気がふれるわけですが、空気には何らかのウイルスに感染した人が出した飛沫（ウイルスを含む）や細菌、カビなどの病原体が含まれています。

鼻やのどや気管、口の粘膜は、呼吸という、私たちが生きるうえで欠くことのできない活動のために、常に外敵の脅威にさらされているのです。

そのため粘膜には外敵の侵入を阻止するような〝しかけ〟が備わっています。

〝しかけ〟の一つが「粘液」です。

「粘液」とは粘膜の細胞が分泌するムチンというねばり気のある液体のことです。

粘膜はこれに覆われ、その下では細胞が整然とならんでいます。

息を吸ったり吐いたりすると同時に、何らかのウイルスが入り込んだとしても、粘液がそれをからめとり、細胞のなかに侵入するのを阻止します。

さらに、気管の粘膜では、粘液の下に「線毛《せんもう》」というものが備わっています。

線毛は、ベルトコンベヤーみたいなものです。

気管に侵入してきたウイルスや細菌などの外敵は粘液でからめとられ、線毛のベルトコンベヤーによって入口の方に押し出され、最終的にはセキやクシャミ、鼻水などと一緒にカラダの外へ追い出されるという、うまくできた機能が備わっています。

このような〝バリア〟の機能がしっかり働くか否かは、粘膜の表面がヌルヌルと潤っているかどうかにかかっているといっても過言ではありません。

なぜなら、粘膜が乾燥していると、ウイルスなどの外敵が細胞のなかに侵入しやすく感染する可能性が高まるからです。

読者のみなさんは、**まず「粘膜の潤いは非常に大事なんだ」ということを頭のなかに入れておいてください**。

そして、粘膜の潤いを保つうえで必要なのが、ビタミンAやタンパク質です。

当然ながら私たちは日々の食事から、これらの栄養素を補給しています。

もし、ビタミンAやタンパク質が不足すると粘膜の潤いはなくなり〝バリア〟が機能しなくなってきます。そうすると、風邪をひきやすくなるだけでなく目の粘膜が乾燥する「ドライアイ」という症状や、乾燥肌、肌あれなどの皮膚のトラブルをはじめ、様々な不調に悩まされるようになります。

うなぎやレバー（豚・鶏）、卵などの動物性食品には、ビタミンAとタンパク質が多く含まれています。また、モロヘイヤ、人参、ほうれん草、かぼちゃなどの緑黄色野菜にはベータカロテンが多く含まれていて、私たちは必要に応じてベータカロテンからビタミンAをつくりだします。これらの食品を積極的に食べることで粘膜バリアを強化することができます。

ウイルス撃退のメカニズム

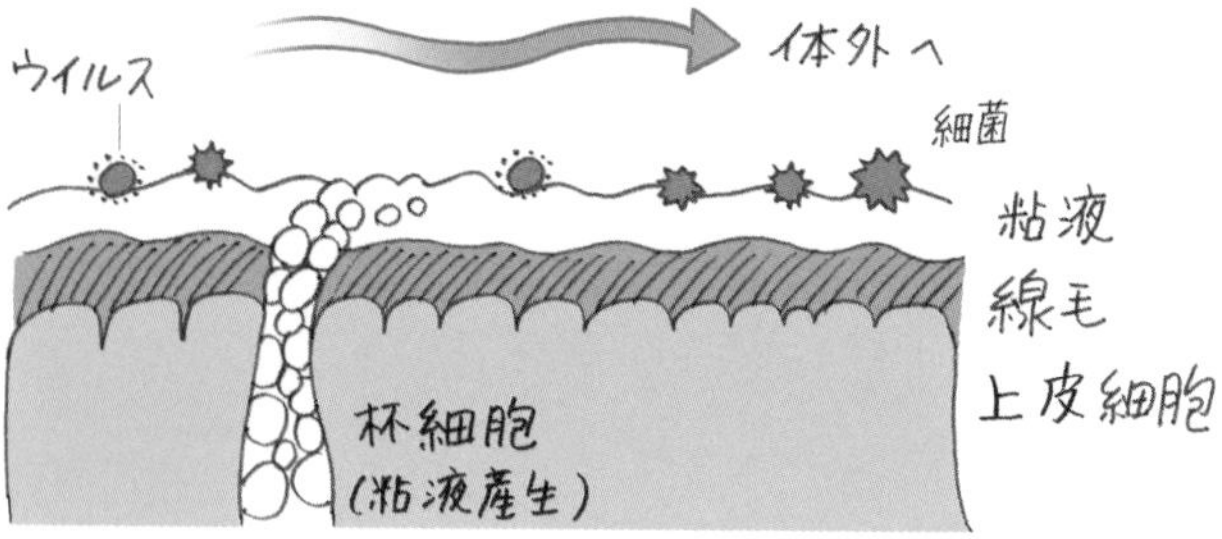

侵入してきたウイルスや細菌を粘液がからめとり、線毛の動きで入り口のほうへ押し出し、最後はセキやクシャミ、鼻水などと一緒にカラダの外へ追い出していく

ビタミンAの摂取と血行改善で、いい粘膜をつくる

⬇

粘膜細胞強化で免疫力UP

4 美容と健康のための「緑黄色野菜スムージー」の効果をアップさせる秘策

駅構内や街角にあるジューススタンドで、若い女性やメタボなお腹の中高年男性らが緑黄色野菜のスムージーを買い求めているのを見かけることがあります。

美容、アンチエイジング、健康のために野菜をとりたいのだけれど、生のままだとカサばって、そんなに食べられない。でも、ジュースにすればワリとたくさん野菜がとれるし、スムージーっておしゃれだから——ということで人気なのだそうですね。

健康への日々の取り組みを、おいしく、おしゃれに実践することは、とても素敵なことだと思います。ただ、一つ気になることがあるのです。

それは、油分をとっているのかどうかです。

緑黄色野菜には、カラダのなかでビタミンAに変わるベータカロテンが豊富に含まれると、先ほどお話ししましたが、「緑黄色野菜をとればいい粘膜がつくられる」と思ったら、残念ながら、そうではありません。
どんなにたくさんベータカロテンをとってもカラダに吸収されなかったら、いい粘膜をつくるどころの話ではないのです。

ベータカロテンまたはビタミンAを含んだ食品は口で噛みくだかれ、胃で消化・分解され、腸で吸収されます。このとき、ベータカロテンやビタミンAは油分と一緒に吸収されるのです。つまり、油分がないと吸収率がガクンと落ちてしまうのです。

ですから、緑黄色野菜のスムージーをいただくときは、油分が入っているかどうかお店の人に確認するなどし、入っていない場合は自分でオリーブオイルなどをタラッとたらしていただくようにしてみるとよいでしょう。
緑黄色野菜をサラダにして食べるときも、ノンオイルではなく油分の入ったドレッシングをかけるなど、効率よくビタミンAやベータカロテンが吸収される〝ひと手間〟がとても有効です。

5 「毎日ハンバーガー」で、いい粘膜はつくれない

私たちのカラダは約六〇兆個の細胞からできています。もちろん、粘膜も細胞からできています。いい粘膜をつくるには、その前提としていい細胞をつくることが必要なんですね。そのためには材料となるタンパク質は良質なものを、しっかりとるよう心がけていただきたいと思います。

毎日のようにファストフードのハンバーガーやフライドポテトなどを食べて「タンパク質はちゃんととれてる」と思っている若者もいるのですが、ファストフードは概して、高カロリーでありながら栄養価が低い傾向があります。

たまに食べるのはいいのですが、毎日ランチはハンバーガーとフライドポテト、清涼飲料水のセットメニューを食べる、そんな食生活ではいい粘膜をつくる栄養素が不足するだけでなく、肥満や高血糖、動脈硬化などの生活習慣病を招きかねません。

仮にもし、そうなってしまったら、どうなると思いますか？
粘膜の細胞を養う様々な栄養成分は血流にのって運ばれてきます。生活習慣病またはその予備軍状態では、血流がスムーズでなくなる恐れがあります。そうなると、粘膜の細胞に十分な栄養素を届けることができなくなってしまいます。

粘膜の〝バリア〟をパワーアップするのに、私は日本食をおすすめしています。日本食は、国内外の様々な研究で栄養素のバランスもよく、肥満や糖尿病などの生活習慣病予防にも役立つことで知られています。

さらに日本食には味噌や醤油、納豆、漬物、お酢など、いろいろな発酵食品が用いられますが、いい粘膜をつくるうえで発酵食品は心強い味方になってくれます（発酵食品については、第3章、第4章で発酵のエキスパートにお話ししていただきます）。

かく言う私も日本食を中心とした食生活を実践しています（たまにはステーキを食べたり、ハンバーガーも食べますよ）。私の年齢は六五歳、お役所的には「高齢者」と呼ばれる年代ですが、心身ともに健康で、二五年間インフルエンザにもかからずに済んでいます。

伝統的な日本食の例

朝食の例
ご飯、具だくさん味噌汁、漬物、納豆、海苔
昼食や夜ごはんの例
ご飯、味噌汁、魚、卵焼き、小鉢（ひじきや切干大根など）、漬物

6

粘膜の細胞をガードする〝おまわりさん〟が強くなるか、弱くなるかは、日々の食事しだい

ところで、免疫、免疫とよく言いますが（実際、この本でも「免疫力を上げる」と言っていますす）、みなさんは「免疫」という言葉をどうとらえていますか。

たとえば、子どものころにおたふくかぜにかかって「免疫」がついたから、もう二度とおたふくかぜにはかからない——というふうな言い方をしますね。

この場合の「免疫」は、二度目はないよ、過去に感染したウイルスにまた感染することはないよ、という意味になります。

なぜ「二度ナシ」ということになるのか、おたふくかぜを例に説明しましょう。

まず、おたふくかぜのウイルスに感染すると、そのウイルスの〝人相書き〟ができます。そして、次に、そのウイルスだけをねらってやっつける武器「抗体」がつくられ、ウイルスをやっつけます。

それで一度目のおたふくかぜが治るのですが、おたふくかぜが治った後も、ウイルスの〝人相書き〟と専用の武器「抗体」はカラダのなかで保管され続けます。そして、同じウイルスが侵入してきたときには、この専用の武器でやっつけてしまいます。だから、二度目はないのです――というような説明を聞いてきた方が多いと思います。

実は、この説明は肝心なところが抜けています。抜かずに言うと次のようになります。

おたふくかぜのウイルスの姿かたち（遺伝子の配列）が変わらない（異変しない）から、保管されている〝人相書き〟と武器でやっつけることができる。だから、二度目はない。

そういうことなんですね。

ところが、ウイルスのなかには、インフルエンザウイルスや新型コロナウイルスのように、人から人へと感染していくうちに異変して姿かたちを変えてしまうものがあります。姿かたちが変わってしまったウイルスに対して、保管されている〝人相書き〟や武器は通用しません。その結果、「二度目がある」ということが起きるのです。

だからといって、必要以上に恐れることはありません。粘膜が〝バリア〟となってカラダを守ってくれているし、「二度ナシ」のしくみだけが「免疫」ではないからです。

私たちのカラダには「二度ナシ」のしくみ以外に、外敵が侵入していないかどうか、絶えず全身をパトロールしている〝おまわりさん〟がいます。

たとえば、転んでひざをすりむいたとき、その傷口からバイ菌が入って、膿が出ます。あの膿は「好中球《こうちゅうきゅう》」という部隊に所属する〝おまわりさん〟がバイ菌と相打ちになってやっつけた結果、できたものです。

また、**体内の〝おまわりさん〟のなかには、好中球よりもうんと高度な技を使う〝敏腕刑事〟もいます。それが「マクロファージ」です。**

さらには、**「NK《エヌケー》細胞」と呼ばれる〝おまわりさん〟がいます。NK細胞はウイルスなどに感染した細胞を破壊して排除、体内でウイルスが増殖するのを防いでくれます。**

しかも、彼ら体内の〝おまわりさん〟は、特定のウイルスだけを攻撃するのではなく、外から侵入してきた者に職務質問をして、怪しければただちにやっつけて追い出してしまいます。ありがたいことです。

これらの〝おまわりさん〟を強くするも弱くするもみなさんの日々の食生活と運動しだいなのです。

まずはこのことを覚えてください。

7 〝おまわりさん〟に元気に働いてもらうには、高い体温とビタミンが必須

鼻やのど、口の粘膜にウイルスなどの外敵が侵入してきたとき、〝おまわりさん〟が疲れていては、外敵に立ち向かうことができません。

ウイルスに打ち勝つためには、体内をパトロールしている〝おまわりさん〟が元気でいることが大切です。では、どうしたら〝おまわりさん〟に元気をチャージしてあげられるのでしょうか。

まずは高い体温。おまわりさんは冷えに弱いのです。カラダを冷やさない。シャワーよりもお風呂。冷たい飲み物よりホット◯◯です。

つぎに、おすすめしたいのがビタミンB群です。

というのは、私たちのカラダが、食事からとった栄養素や成分から細胞のエネルギーをつくりだす（代謝）ときに必要なものがビタミンB群だからです。

ビタミンB群も、体内の〝おまわりさん〟たちを元気にするのになくてはならないものですし、また粘膜細胞もビタミンB群をちゃんととると元気になります。

スタミナ料理には、ビタミンB群が豊富な豚肉とビタミンB群の吸収を助けるニンニクが入っていて、これを食べると多くのエネルギーが生みだせるというわけです。

ビタミンB群に属する成分は八つあります。八つの成分は互いに補いあいながら体内で作用しています。ですから、ビタミンB群のこれだけとる、ということをしていてもあまり意味がありません。それよりも、いろいろな種類の食品をちょっとずつとることが大事。それによって、いろいろなビタミンB群をまんべんなく補うことができるのです。

ビタミンB群と同じくらい大切なのがビタミンDです。みなさんのなかには、ビタミンDについて、「カルシウムとともに丈夫な骨を保つ栄養素」というイメージをもっている人もいるかもしれません。

近年、ビタミンDには体内の〝おまわりさん〟のマクロファージをはじめとする免疫システムを活性化する働きがあることがわかってきました。またビタミンDはマクロファージや粘膜細胞から抗菌ペプチドという外敵をやっつけてくれる物質の生産性を高めて免疫力をアップしています。

ビタミンDは魚やキノコ類など食事でとることもできますが、皮膚に日光が当たることによって体内で合成される量が一番です（第5章でくわしくお話しします）。日本食にそっぽを向いたうえに部屋に閉じこもっていると、ビタミンDが不足して骨がもろくなるだけではなく免疫力も低下しますので、ご注意を。アメリカ、カナダ、フィンランドなどではビタミンD不足を補うために牛乳や乳製品、シリアルなどの食品にもビタミンDを入れるぐらい不可欠なビタミンで、食事からとれなければサプリメントを活用してでも、積極的にとりたいビタミンなのです。

8

一日一食は伝統的な日本食をとる

私は二〇二〇年から、自分の遺伝子のルーツである沖縄の、新型コロナ対策などで、沖縄県の政策参与をしています。健康長寿や新型コロナ対策で知事に提言しています。県民のみなさんのデータを分析して、健康施策の企画提案などをしているのですが、そのなかで再認識させられたのが食事の大切さでした。

読者のみなさんもご存じだと思いますが、かつて「長寿県」として知られていた沖縄が、「長寿県」から転落してしまいました。その要因は、都市化が進んで歩かなくなったなど、いろいろありますが、一番の要因は、やはり食生活の変化です。

かつて沖縄の人たちは伝統的な食事——豆腐や豚肉、昆布、野菜、発酵食品（豚味噌や豆腐よう）などを多用した沖縄食——を食べていました。

それが、いまではすっかりアメリカナイズされてしまいました。若者も子どもたちも、

日常的にハンバーガーを食べていますし、ビジネスマンだと、飲んだ後のシメ飯がステーキとか‼

そういう食生活を送っている人が増えてきて、ある日、「長寿県」からの転落が始まりました。

ただ、このような現象は何も沖縄に限ったことではなく、日本全体がそうなってきています。伝統的な日本食より、パンとステーキ、ちょこっとサラダとか、ファストフード、そういったものを好んで食べる人が圧倒的に多くなりました。

「お味噌汁、最後にいただいたのはいつだっけ?」という方も少なくありません。

その結果、食事でとった栄養素からカラダの組織やエネルギーをつくる過程で必要なビタミンB群などの各種ビタミン、ミネラル、食物繊維などが足りないという状況になってしまいました。

その結果「飽食の時代の栄養素不足」と言われる状況で、免疫力の低下や肥満・高血圧、アトピー性皮膚炎などの慢性病の蔓延という問題が起きるようになったのです。

だから私は、予防医療の指導・啓蒙活動を行うなかで、健康になりたければ、まず49ページの表のような「伝統的な日本食やうちなー飯を一日一食は食べましょう」と言い続けています。

9 まず、意識すること、それが大事

○○を食べて免疫力アップ——テレビや雑誌の健康特集で、このようなフレーズがよく使われます。それを見たり聞いたりした人が食生活と自身の健康にもっと関心をもつことになれば、それはそれで意義のあることだなと思います。

ただ、予防医療に携わる者としては、それだけではぜんぜん足りてないと心配になるのです。

たとえばある食品に含まれるこれこれこういう成分は体内で免疫力を高める働きがある。もしそれが本当だとしても、その作用が発揮されるには、他の成分、ビタミンやミネラル、タンパク質、食物繊維などいろいろなものが必要だ、ということです。

とはいえ、どんな食べ物に、どんな栄養素が含まれているのかを考えながら食べるって、その道のプロでもなかなか続きません。続かなければ改善することはありません。それでは元も子もありません。

そこで私は、無理なく頑張らなくても続けられる目標を考えました。

それが**「一日一食は伝統的な日本食を食べよう」**です。世界中で認められている日本食を、もう一度日本人が評価して実践してほしいのです。

「伝統的な日本食」とは、どんな食事かというと、基本は、ご飯に具だくさんのお味噌汁(豆腐、あぶら揚げ、わかめ、キャベツ、キノコ、人参など)、納豆、ぬか漬けなどの漬物、海苔。これだけそろっていれば満点です。余裕があれば焼き魚や卵焼きもプラスして。

これを基本形にして、あとはその日その日の体調や自分の好みによってアレンジしてください。

最近は、コンビニのお弁当でも日本食のラインナップが増えてきました。そういったものを上手に活用するのもＯＫです。

「一日一食は伝統的な日本食をとる」ことで、免疫力アップに関係する粘膜やマクロファージ、ＮＫ《エヌケー》細胞をはじめ、カラダを構成する細胞たちを元気にする栄養素のほとんどをと

ることができます。

まずは「一日一食は伝統的な日本食」、これを意識することからはじめてみてください。

10
腹八分目に〝ベルト〟のすすめ!!

ここまでお話ししてきたことを、一度、整理してみたいと思います。

私たちの身の回りには、目に見えないけれど、カビや細菌、ウイルスなど、私たちのカラダに悪さをする外敵が無数に存在します。

そして、私たちの口や鼻、のどは、外敵の脅威に常にさらされているところであると同時に、ウイルスなどの外敵の侵入を阻止する〝しかけ〟が備わっています。

一つは粘膜の〝バリア〟機能。もう一つは、マクロファージやNK《エヌケー》細胞といったカラダの〝おまわりさん〟たちです。

〝おまわりさん〟たちは血流にのって全身をめぐっており、たとえば、のどの粘膜にウイルスが侵入するとパトロール中の〝おまわりさん〟たちがただちに、ウイルスを排除しようとします。

この〝おまわりさん〟たち、そして粘膜の〝バリア〟機能を高めるには、
①魚、肉、卵、納豆や豆腐などの大豆製品
②だいこん、人参、ごぼう、ほうれん草、かぼちゃ、その他もろもろの野菜
③キノコ類
④海苔、わかめ、昆布などの海藻類
⑤ご飯
⑥オリーブオイルなどの油脂類
⑦味噌、お酢、漬物などの発酵食品

いろいろな食品を少しずつとることで、細胞を元気にする栄養素のほとんどがとれる。でも日常生活でこんなにたくさんのことを覚えて実行するのは大変です。だから、まず、**「一日一食は伝統的な日本食をとろう」**と意識することからはじめよう、ということをお伝えしたいのです。

伝統的な日本食は海外の研究者も認める健康食ですが、しかし、お腹いっぱいになるまで食べる習慣を続けていると、いわゆるメタボの状態になり、残念ながら細胞たちの元気がなくなってしまいます。

伝統的な日本食の効果を実感するには、「腹八分目」を心がけることが大切です。

とはいえ、自分が「腹八分目」を超えているか否かは、自分でもなかなか気がつかないもの。そこでおすすめしたいのがベルトの活用です。

ベルトをしっかりしめていれば、「腹八分目」を超えたときにお腹がきつくなってきます。そのときはベルトをゆるめるのではなく、「ごちそうさま」と席を立ってください。

お腹がきつくなってきたときにベルトをゆるめて食べ続けた場合、お腹は満腹（一〇〇%）ではなく、一二〇%。これは詰め込みすぎです。誰でも経験したことがある「食べすぎで動けない」状態です。

これを続けている限りメタボは進み、やがて高血圧や糖尿病などの生活習慣病を発病します。

そうならないよう、お腹がきつくなったら「ごちそうさま」を。

そうするとカラダは「腹八分目」の感覚を覚え、やがて「腹八分目」で満足することができる脳とカラダに変わっていきます。

一日一回、日本食で「腹八分目」、これがコツです。

column

カロリーを気にするよりも、筋肉をつけることが大事

肥満をなんとかしよう、やせようと思うと、カロリーを気にして魚や肉、卵（カラダの細胞をつくる大切なタンパク質の供給源）をひかえたり、食事を抜いたりと、厳しい食事制限を自分自身に課してしまうことが少なくありません。

これでは、細胞に必要な栄養を届けることができなくなってエネルギー代謝が低下、細胞の元気がなくなってしまいます。また脂肪の焼却炉である筋肉量も減り、ますます脂肪がたまりやすいカラダになってしまいます。

だからカロリー制限・食事制限で体重を落とすダイエットはおすすめしません。

それよりも、①「一日一食は伝統的な日本食」を腹八分目とり、筋肉を減らさないこと、②適度な運動で筋肉をつけること――そのような健康ダイエット法がおすすめです。

リバウンドしにくく、かつ筋肉量が増えることによって基礎代謝が上がり、脂肪がたまりにくくなります（脂肪の燃焼効率がよくなる）。また、高齢者の寝たきり予防にも有効です。

この章のおさらい

◎風邪やインフルエンザ、新型コロナなどのウイルスは、主に口や鼻、のどや気管の粘膜に感染する。感染によってカラダの組織の一部が破壊され、症状があらわれた状態が発症

◎感染を防ぐには口や鼻、のどや気管の粘膜にウイルスが侵入するのを阻止することが重要

◎粘膜の潤いを保つビタミンA・タンパク質をとり、〝粘膜バリア〟機能を強化

◎口や鼻、のどや気管の粘膜に侵入しようとするウイルスを封じ込めるマクロファージやNK《エヌケー》細胞などカラダの〝おまわりさん〟たちを元気にする栄養素はビタミンB群やビタミンD

◎「一日一食は伝統的な日本食をとる」を心がけると、細胞を元気にするのに必要な栄養素のほとんどがとれる

◎伝統的な日本食でも食べすぎはNG、「腹八分目」を心がけよう

◎ついつい食べすぎてしまう人は、食べる前にベルトをしっかりとしめ、お腹がきつくなったら「ごちそうさま」

第3章

作間 由美子

「発酵食品」であなたの健康を守る!!

そもそも、発酵食品って何だろう。
「発酵」の意味はわかっているけれど

1
発酵食品がブームで終わらないわけ

ここ一〇年ほどで、発酵食品はたいへんなブームのようになってきました。

テレビ番組や雑誌などで取り上げられることはもちろん〝発酵〟という言葉のついた商品が、通販番組などでもたくさん売られています。

しかし、あらためて取り上げられるまでもなく、発酵食品はとても身近なものです。特に私たち日本人は、一日のうちに一度も発酵食品をとることがないことが難しいほど。

たとえば、調味料。味噌、醤油、お酢、みりんなどはどこの家庭でも見かける発酵食品です。納豆や漬物もそうですし、チーズやヨーグルトもそうです。

そして、お酒。そもそも最初にできた発酵食品はお酒ですから、日本酒やワイン、ビール、そして焼酎やブランデーなどもみんな発酵によってできています。

身近で、これまでもずっと接してきたはずなのに、なぜ近年こんなに発酵食品のよさが取り上げられるようになったのでしょうか。

それは、発酵食品は歴史から見ても、大きな災害があると注目を浴びます。保存がきくことと栄養価が高いことがその大きな理由でしょう。そしておそらく、これまでヒミツのベールに包まれていた発酵の仕組みが、研究が進んだことで少しずつわかってきたからではないかと思います。

食材を保存するための知恵という観点で位置づけられてきた発酵食品の魅力が再発見されてきたのです。

それは、大別すると

①消化・分解・吸収されやすい
②栄養が豊富
③腸内環境をよくする
④おいしい

の四つで表すことができます。

つまり、「健康と美容に非常に優れていて、しかもおいしい」ということ。

このように研究が進むにつれ、一過性のブームではなく、定着のためのブーム、深掘りのためのブームと、これからもますます発酵の世界は広がっていくでしょう。

2

たくさん食べても栄養失調になることがある⁉

ところで、みなさんは「ものを食べれば栄養はとれる」、そう思ってはいませんか？

しかし、これは正確ではありません。

ものを食べただけでは、残念ながら栄養がとれているとはいえません。

バランスが大事だ、そう思う方もいるかもしれませんが、たとえバランスがいい食事であっても、やはりそれだけでは、必要な栄養がとれているということにはならない。

では、どうしたら栄養がきちんととれるのかというと、食べたものが、体内で消化・吸収されてはじめて、栄養がとれたということができます。

①食べたものがカラダのなかで消化され

②消化したものから必要な栄養が体内に吸収される

この二つができたとき、栄養がとれたといえます。

反対に言えば、消化・吸収ができなければ、いくら食べても、またいくらカロリーを摂取していても、栄養がとれたとはいえないということですね。

人のカラダが食べたものをきちんと消化・吸収するためには、カラダのいろいろな器官が正常に機能していることが必要です。

たとえば、口の中で噛んだときに、唾液が出ます。この噛むという行為と唾液とで、食べものをより細かいものにします。

しかし、唾液がうまく出ない人は、口での分解がうまくいかないでしょうし、なかにはスマホを観ながらよく噛まないで飲み込むように食事をする人もいます。

そういった状態では、必要な分解がされないまま、食べものは次の段階の胃へ進んでしまい、これが胃に負担をかけることになったり、栄養の吸収を妨げることになったりします。

また、「風邪をひいたからカロリーの高いもの」というのも危険です。カラダが分解・吸収するためにエネルギーを使ってしまって、風邪をやっつけるほうにエネルギーが行かないなど、かえって負担になることさえあるからです。

つまり、食べただけで、カラダが消化・吸収できない、そんな栄養失調がいまは増えていると言われています。

3

発酵食品は、栄養がすぐにとれる状態になっている!!

ところが、発酵食品であれば違います。

たとえば、甘酒。

甘酒には、酒かすを溶かした甘酒と、麹を発酵させた甘酒の二種類があるのですが、ここでは麹を発酵させた甘酒を飲むとしましょう。

麹の甘酒とは適温のお湯と麹と時間があればできてしまいます。

お米に麹菌がつくことで麹ができて、それを適温のお湯のなかで一定時間保温して、お米のでんぷんがブドウ糖というものに変わってできたもの、それが麹の甘酒です（そのため、お砂糖も使っていないのに甘さがあります）。

ふつうのお米を食べたとき、口のなかでよく噛むと甘さを感じますね。それはでんぷんでできているお米が、噛むということと唾液のなかの物質で分解され、でんぷんがブドウ糖に変わるから。

この過程を、麹菌が代わりにやってくれてできたのが、甘酒です。

なので、飲むとすぐにブドウ糖という栄養をとることができます。

ブドウ糖は、人間にとってとても重要なエネルギーですが、特に脳のエネルギーとして活躍します。

よく「甘いものが脳の疲労にいい」とか「脳を活性化するのにチョコレートやあんこがいい」と言われるのは、そういった理由です。

ただ、甘いものとはいっても、たいていのものは何段階か分解が繰り返されて、そのあとにブドウ糖になり小腸から吸収されるので時間がかかります。甘酒は最初からブドウ糖なので、ダイレクトに脳へ行き、栄養になります。

このように**発酵している食品は、通常カラダがするはずの分解がすでにある程度終わっているので、カラダに負担をかけることなく栄養の吸収ができるのです。**

この分解をしてくれているのが、微生物なんです。

人間の代わりに分解をすでにしてくれている、ということなんですね。

4

発酵とは、そもそも何？　腐敗と違うの？

では、ちょっと話を変えて、発酵についてお話ししましょう。

発酵とは何かというと、「微生物が有機物を分解して変化させ、なんらかの新しい物質を生成する現象」を言います。

ちょっと難しいですね。

ものすごくざっくり言うと、お米が麹や日本酒になったり、大豆が納豆や味噌、醤油になったりすることです。それは微生物の起こす生化学反応、つまり私たち人間で言えば、呼吸するとかモノを食べて排出するといった行為の結果で、生命活動なんです。

微生物たちのモノを食べて排出するという行為の対象が食べものであれば、いろいろなものを排出しながら、食べものを分解して新しい別のものをつくりだします。

その新しくできたモノが人間にとっていいものであれば発酵、人間にとって害になるようなモノであれば、腐敗、腐ったものとなります。

だから、発酵と腐敗は紙一重どころか作用としてはほとんど同じモノなんですね。ニオイや味をよくして、さらに栄養も増やしてくれたものを人間にとって有益なものとして発酵と呼んでいるので、発酵というからには、その食品は人にいいものであるのです。

だから、一番最初に言った、発酵食品は、

①消化・分解・吸収されやすい
②栄養が豊富
③腸内環境をよくする
④おいしい

というのは当たり前なんです!!

ちなみに、腐敗した食品を食べたからといって、必ずしも何らかの症状が出るとは限りません。「腐ったものを食べたら食中毒になる！」と思っているかもしれませんが、食中毒はそれを起こすもととなる細菌やウイルス、有毒な物質がついた食べものを食べることによって起こります。

現在では二十数種類の微生物が食中毒微生物とされていて、この特定の病原菌を摂取すると食中毒になります。

食中毒を起こす微生物

食中毒を起こす微生物には、細菌の他にもウイルスや原虫などがあります。食中毒の病状や予防方法は、その種類によって異なりますが、食中毒の種類ごとに原因となる微生物を次のように分類することができます。

細菌性食中毒

感染型（※1）

- サルモネラ属菌（※3）
- サルモネラ・エンテリティディス（※3）
- 腸炎ビブリオ
- 腸管出血性大腸菌（※3）
- その他の下痢原性大腸菌
- ウエルシュ菌
- エルシニア・エンテロコリチカ
- カンピロバクター・ジェジュニ／コリ（※3）
- NAG（ナグ）ビブリオ等
- コレラ菌
- 赤痢菌（※3）
- チフス菌、パラチフスA菌（※3）
- プレシオモナス・シゲロイデス
- エロモナス・ヒドロフィラ／エロモナス・ソブリア
- ビブリオ・バルニフィカス
- リステリア・モノサイトゲネス

毒素系（※2）

- 黄色ブドウ球菌
- ボツリヌス菌
- セレウス菌

ウイルス性食中毒

- ノロウイルス
- サポウイルス
- A型肝炎ウイルス
- E型肝炎ウイルス

原虫類など

- クリプトスポリジウム
- サイクロスポラ

※1：食品に付着して増えた細菌を食品と一緒に食べることにより発病します。
※2：食品中で大量に増えた細菌が毒素をつくり、この毒素を食品と一緒に食べることにより発病します。
※3：少量の菌でも発症する細菌です。

5 微生物が生きている証し、それが発酵です

発酵は生きている微生物の活動によるものですよということなのですが、実は微生物とは何かというのは、まだはっきりとは定義ができていません。それぐらい、未知の世界なんですね。

ただ、**発酵食品を生み出す微生物は、三つに分類することができます**。

細菌、酵母菌、カビの三種類です。

細菌の主だった微生物は、乳酸菌、酢酸菌、納豆菌、そして酪酸菌など。

酵母菌の主だった微生物は、パン酵母、ビール酵母、清酒酵母、ワイン酵母など。

そしてカビのなかで主だった微生物に、麹菌があります。ほかにはカツオブシカビ、青カビなど。

なんとなく、それぞれの名前から何ができるのかわかるものもありますよね。

パン酵母はパンに、ビール酵母はビールに、清酒酵母は清酒に。

乳酸菌や納豆菌も聞いたことがあると思いますし、カツオブシカビも鰹節（本枯れ節や枯れ節、削り節）をつくるためのカビと想像できると思います。

そして、カビの一種である麹菌。この麹菌があるから、日本は世界中でも発酵大国といわれるほど独自の発酵技術が発達したのですが、この麹も実はカビの一種なんです。

塩麹が一大ブームになった時期もあったので、みなさん、聞いたことがあるとは思いますが、まさかあれがカビだったなんて！と驚かれているかもしれませんね。

いずれにせよ、発酵食品は、こういった微生物（細菌、酵母菌、カビ）が関与してできているんです。

だから、こと発酵食品に関しては、微生物が活動してくれているのであり、一方の私たち人間はというと、微生物が活動しやすいように環境を整えているだけにすぎないといってもいいかもしれません。

発酵における3つの微生物

分類	大きさ	主な発酵菌
カビ（モールド）	約8µm×200µm	麹菌、ブルーチーズの青カビ、カツオブシカビ、他
酵母菌（イースト）	約5µm×10µm	サッカロミセス・セレビジエ（出芽酵母）、サッカロミセス・サケ（出芽酵母）、チゴサッカロミセス・ルーキシィ（出芽酵母）、シゾサッカロミセス・ポンペ（分裂酵母）
細菌（バクテリア）	約1µm×10µm	乳酸菌（植物性／動物性）、酢酸菌、納豆菌、放線菌、他

大きさ
カビ＞酵母菌＞細菌
100µm＝人の髪の毛1本の太さ

発酵食品とそこに関わる微生物

発酵食品	細菌	酵母菌	カビ
醤油	乳酸菌	醤油酵母	醤油麹菌
味噌	乳酸菌	味噌酵母	黄麹菌
日本酒	（乳酸菌）	清酒酵母	黄麹菌
焼酎		焼酎酵母	黒麹菌・白麹菌
醸造酢	乳酸菌・酢酸菌	醸造用酵母	
ぬか漬け	乳酸菌・酪酸菌	醸造用酵母	
鰹節			カツオブシカビ
納豆	納豆菌		
ビール		ビール酵母	
ワイン		ワイン酵母	
パン		パン酵母	
ヨーグルト	乳酸菌		
チーズ	乳酸菌		
ブルーチーズ	乳酸菌		青カビ
キムチ	乳酸菌		

（一社）日本発酵文化協会提供

6 微生物の排せつ物のなかに人間にとって必要なものがあった!!

では、なぜこれらがカラダにいいのかというと、まず一つ目は、**すでに微生物たちが食品の栄養素を分解してくれているので、カラダに負担をかけることなく吸収ができるということです**。

たとえば、麹菌がお米につくと、糖化という作業をしてくれます。

この糖化をすると甘酒になるのですが、甘酒は先にも言ったように、米のでんぷんがすぐに脳が吸収できるブドウ糖に変わったものですので、飲むことで目覚めがよくなり活動しやすくなります。

そして、**発酵食品がカラダにいい理由の二つ目が栄養素が豊富だということです**。

たとえば、麹菌という微生物が麹をつくるときに一〇〇種類ぐらいの酵素を出して食材のでんぷんやタンパク質、食物繊維、脂肪などを分解してくれます。それと同時に、食物にある栄養素を代謝させるのに欠かせないビタミンB群という栄養素も出してくれるのです。なので、麹にするとただの白米のときよりも栄養価がずっと高くなっているということです。

さらには発酵食品の利点の四つ目、アミノ酸のうま味がおいしさを増してくれています。

塩麹漬けのお肉であれば、塩麹は麹からできていて、まずブドウ糖がたくさんありますし、ビタミンB群がたくさん出ているので、栄養価も塩麹に漬ける前よりも高まっています。

さらに微生物はお肉のタンパク質を分解するための酵素もたくさん出しています。タンパク質を分解するということは、お肉をやわらかくしてくれているということでもあるので、やわらかく、食べやすくなっています。

また、ほかの化学調味料を使わなくてもタンパク質を分解してできたアミノ酸のうま味と、でんぷんを分解してできたブドウ糖の甘さで、おいしさも増してくれています。

だから、発酵食品はカラダによくて、やさしくて、そしておいしいのです。

発酵食品はなぜおいしいのか

お米に麹菌がつくと、酵素や栄養素（ビタミンB群、アミノ酸など）を出しながら、お米の栄養素を分解していきます。

味覚は、それを甘味として感じます。

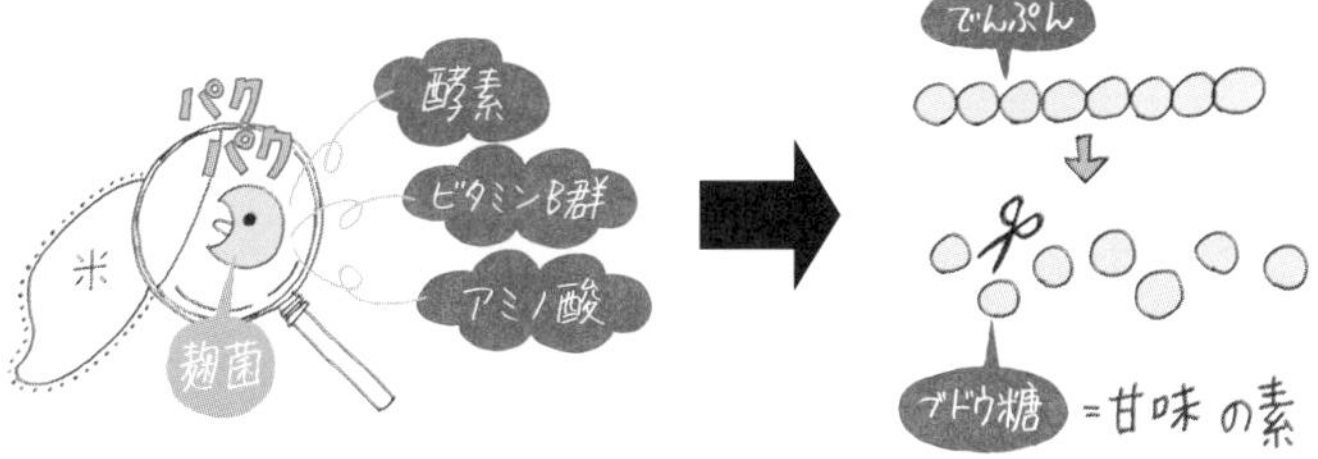

お肉を生塩麹につけると、タンパク質をアミノ酸に分解していきます。味覚はそれをうま味として感じます。

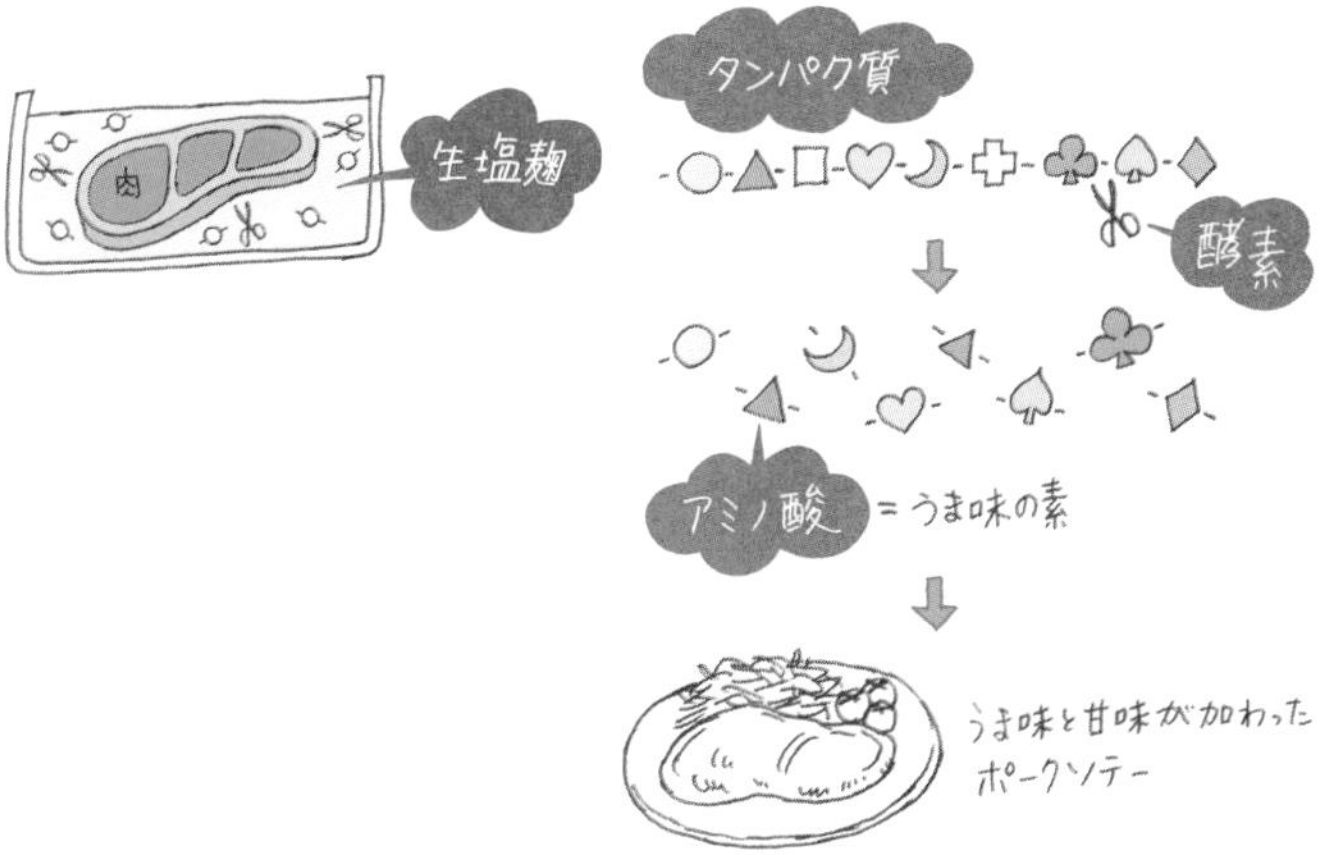

7
分解されて初めて感じるおいしさ

前項で、塩麹漬けのお肉はうま味が増しておいしくなると言いました。

この〝うま味〟は、もともとはおいしさの要素として認識されていませんでした。

おいしさの基本は、「甘味・塩味・酸味・苦味」（辛味は痛覚を刺激する痛みであって味ではないとされています）の四つの味だと思われていたのですが、日本人がそこに「うま味」というもう一つの要素があると唱えたのです。

そして、**このうま味というのは、タンパク質のもとであるアミノ酸の味なんです**。

このうま味は、発酵が進んでタンパク質が分解されると、グルタミン酸、アミノ酸というものが出てくるのですが、それを味覚がとらえていることで感じている味です。

だから、発酵食品は、うま味が増しておいしさがアップしているということなんですね。

しかも微生物の行っている生命活動なので、とても自然なもので、ここでもまたカラダにやさしいということがいえます。

ちなみに、このうま味はとても繊細で、鋭敏な味覚でないと、なかなか感じられません。だから、当初、西洋では味の一つとして数えられなかったのですが……。

日本人は舌が肥えているとか味覚に敏感だと耳にすることがあると思います。それは古くから微生物と共生してできた醤油や味噌などの調味料をはじめとする発酵食品で自然にきたえられたのではないかと私は思っています。

しかし、ふだんから濃い味付けに慣れてしまっていると、感じることが難しくなります。最近では、出汁の味がわからないという人もいるくらいです。

でも、このうま味がわかると、さらに食べものの味の深みがわかり、とても食に対する世界が広がります。

そういった意味でも発酵食品を日ごろから取り入れて、うま味を感じる味覚を育てていただきたいと思います。

8

発酵食品には微生物たちの分担作業が欠かせない

多くの発酵食品は次のような流れでつくられています（次ページの図参照）。

まず必要なのは糖類です。糖類に空気中にいる乳酸菌がやってきて、乳酸で酸っぱくしていきます。つまりpHを下げていくんですね。この酸っぱいバリアで雑菌が入らなくなります。これが乳酸発酵です。

次に、酵母がやってきます。酵母も糖類が大好きなのです。乳酸菌の酸っぱいバリアで雑菌が入らないようになっているため、酵母は安心して糖類を食べます。食べながら、アルコールと炭酸ガスを出していきます。

これがアルコール発酵で、たとえば元の糖がブドウであればワインに、麦芽糖からビールが、お米から麹という流れであれば甘酒やどぶろくになります。つまり清酒ができます。

そして、一緒に出た炭酸ガスを利用してできたのがパンです。

発酵のおおまかな流れ

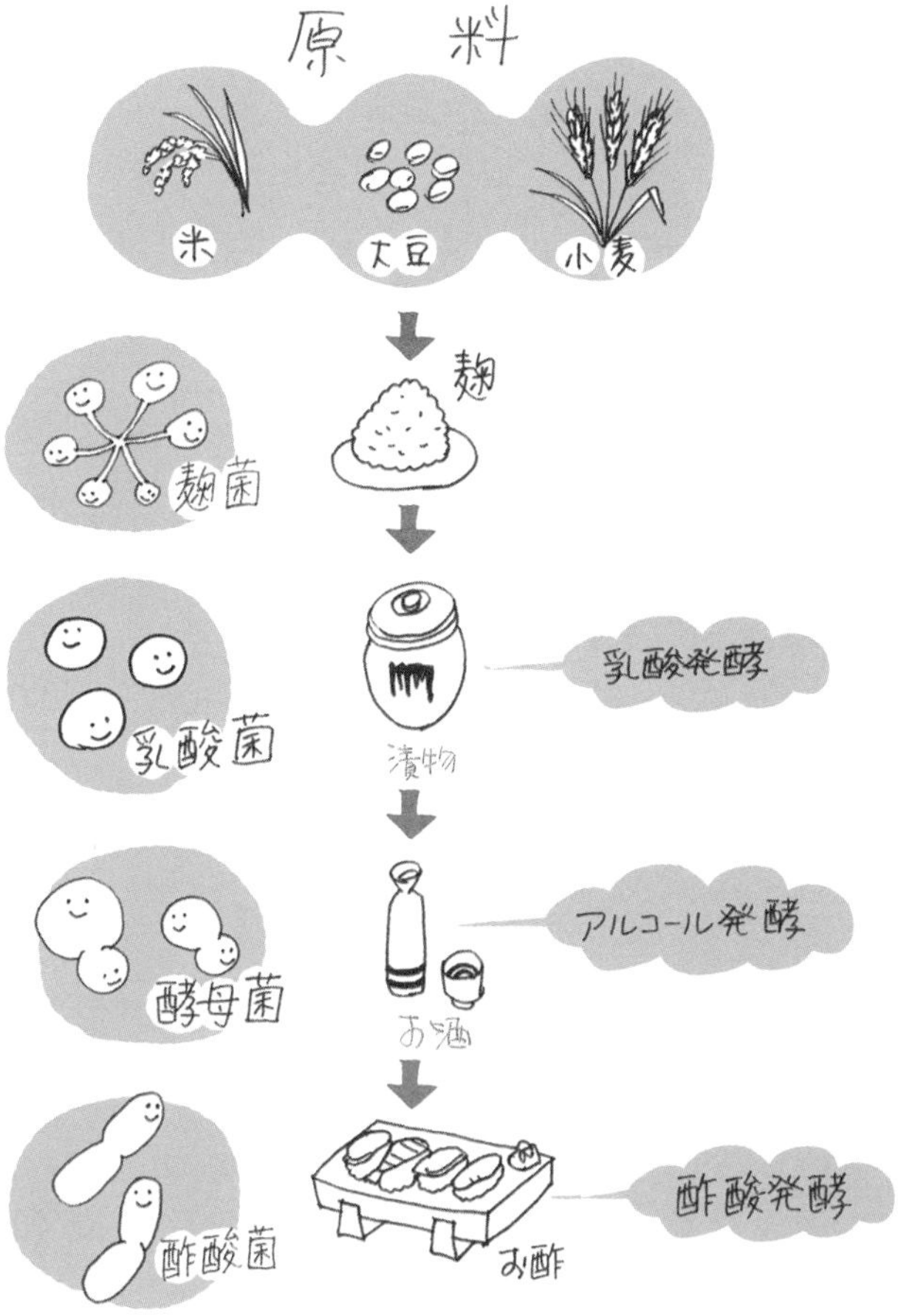

アルコールになると、今度はアルコールが大好きな酢酸菌がやってきて、アルコールを分解して、お酢に変えていきます。

酢酸菌はアルコールをエサにして、酢酸を出します。これが酢になる、酢酸発酵です。もともとの原材料がブドウならワインビネガーに、お米なら米酢になるのです。

もちろん、原料の違いや、発酵を途中で止めたり、何かを加えたりする工程の違いなどで、醤油になったり、味噌になったり、果実酒になったり果実酢になったりしますが、大きくはこういった流れでできています。

そもそも発酵食品は偶然の産物といいますか、自然にできたものです。

たとえば日本の発酵食品の起源はお酒で「猿酒」と言われています。それはお猿さんが木の上で集めた果実を蓄えておいたものが発酵したとされていて、それをたまたま口にした先人たちが「おいしい」と評価したことで、人間も真似をするようになった。

真偽のほどはわかりませんが、そうやって文明になり技術が加わり文化となり現代にまで残っているのです。

9 日本は世界が認める発酵大国!

このように微生物によって、糖類が分解されて発酵食品がつくられてきたのですが、ここで一つ、みなさんにも考えていただきたいことがあります。

お米って果物のように甘くないですよね? 一つ前のところで、まずは〝糖〟が必要と言いましたが、糖類と言えば甘いもの。

それなのに、(果物と比べれば)大して甘くもないお米、つまりそもそも糖分が少ないものからなぜお酒ができるのか。

実は、ここに日本が発酵大国と言われる要因が隠されているのです。

それは麹菌の存在です。

蒸したお米に付着して数日寝かせておくと、モフモフしたカビがお米に生えてきます。

このカビが麹菌で、カビと米の全体が麹となり、これが日本の発酵食品を生み出すために

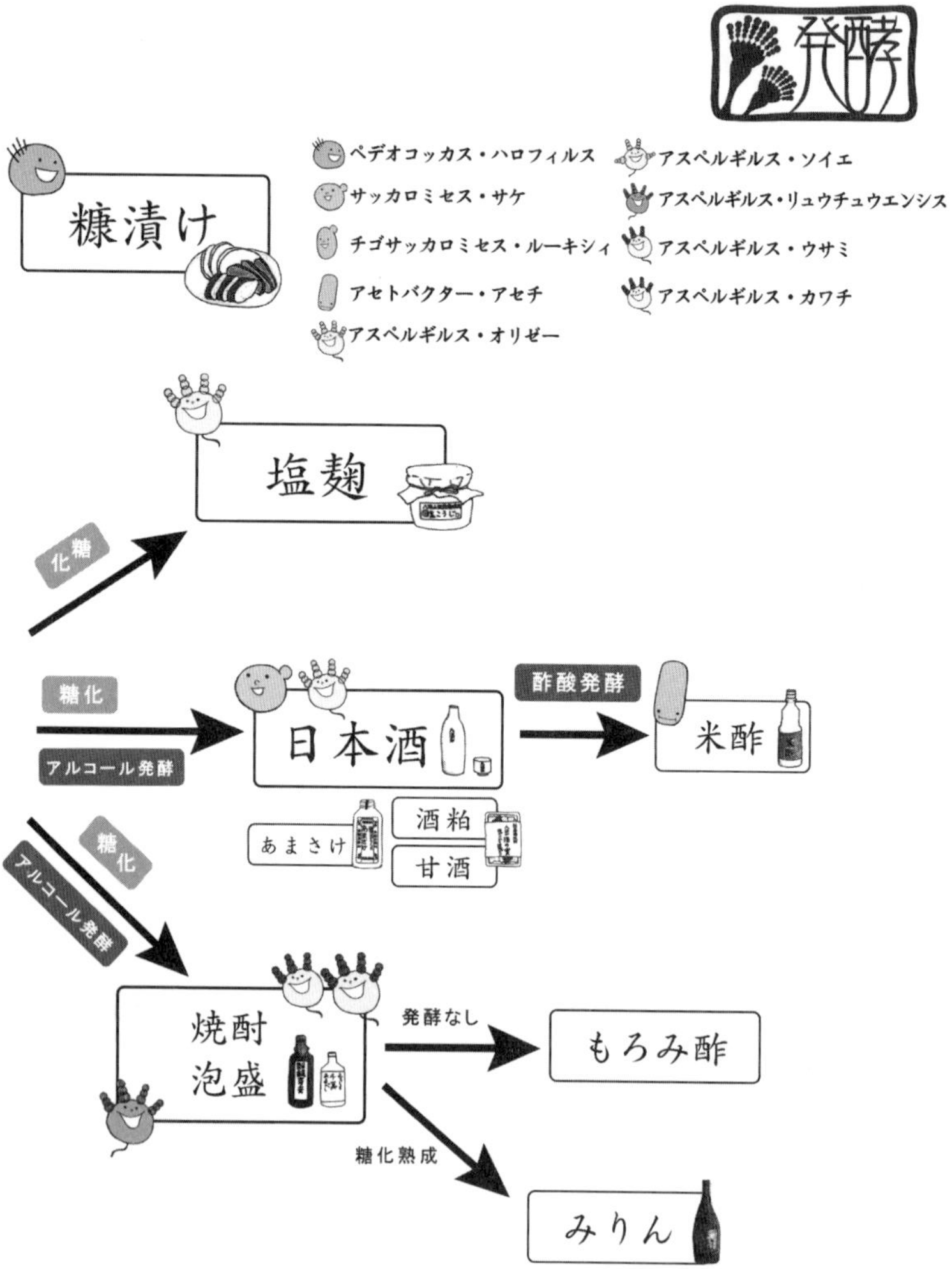
発酵
ペデオコッカス・ハロフィルス
サッカロミセス・サケ
チゴサッカロミセス・ルーキシィ
アセトバクター・アセチ
アスペルギルス・オリゼー
アスペルギルス・ソイエ
アスペルギルス・リュウチュウエンシス
アスペルギルス・ウサミ
アスペルギルス・カワチ
糠漬け
糖化
塩麹
糖化
アルコール発酵
日本酒
酢酸発酵
米酢
あまさけ
酒粕
甘酒
糖化
アルコール発酵
焼酎
泡盛
発酵なし
もろみ酢
糖化熟成
みりん

麹菌(アスペルギルス属)の図

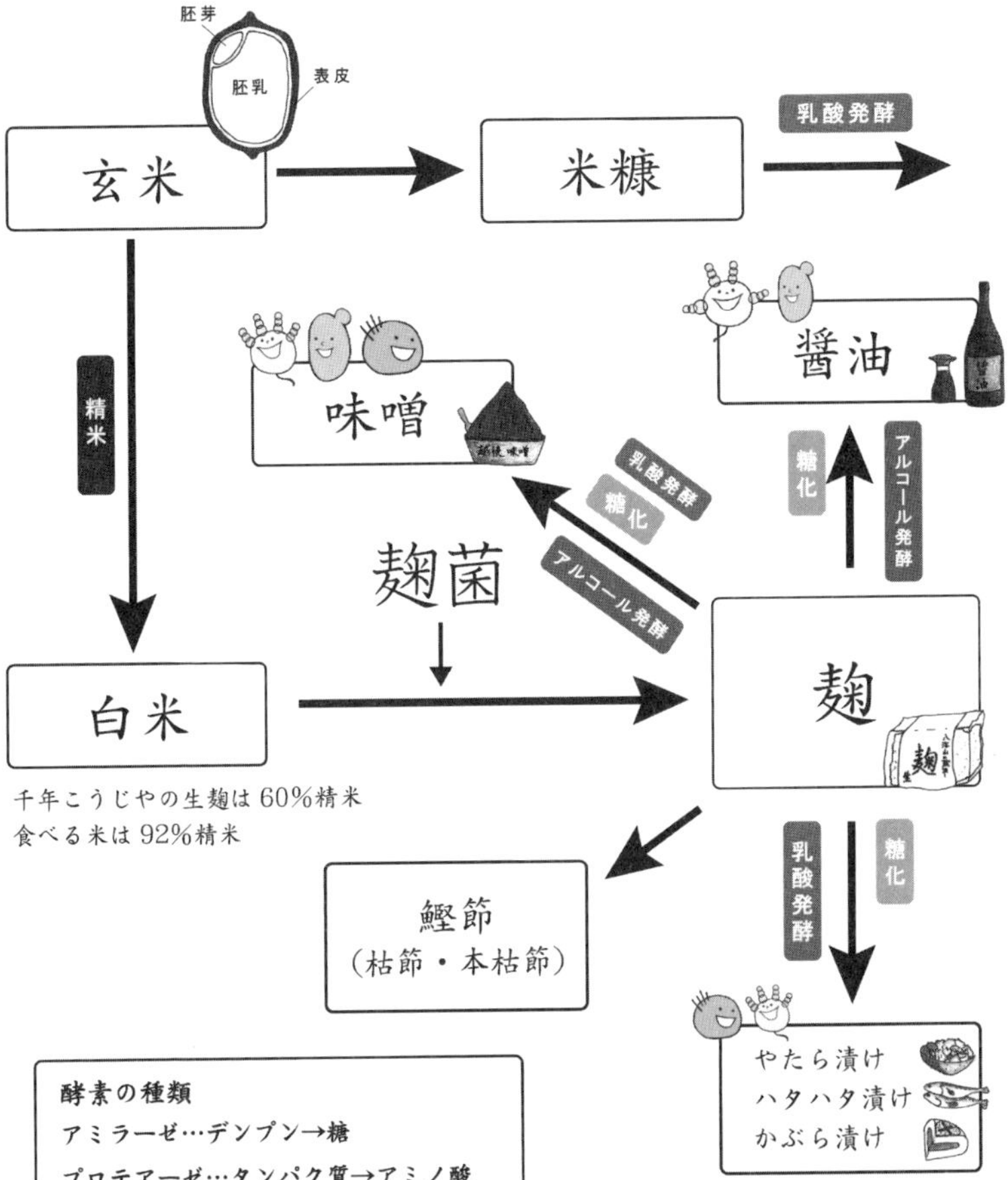

千年こうじやの生麹は60%精米
食べる米は92%精米

酵素の種類
アミラーゼ…デンプン→糖
プロテアーゼ…タンパク質→アミノ酸
リパーゼ…脂質→脂肪酸＋グリセリン

必要な原料になってくれます。

麹菌が大豆やお米や麦と出合うと砂糖を加えていないのに甘くなったり、化学調味料を入れてないのにうま味が出たりするのです。そうして、甘酒や味噌、醤油やお酒、お酢やみりんという発酵食品が出来上がります。

こんな素晴らしい麹菌を大切に培養している専門のお店があります。種麹屋（もやし屋）さんです。数は少なくなりましたがいまでも存在しており、ほとんどが長い歴史を持ち、営まれています。


日本には四季があり湿度もあります。この環境は私たち人間だけではなく菌たちにとっても住み心地がいいのでしょうね。

それでも、微生物は目には見えない存在です。もやし屋さんたちは雑菌が混ざらないように丁寧に丁寧に培養してくれているおかげでいまもなお、おいしい日本酒や味噌や醤油ができるのです。

この麹菌なくして発酵食品はつくれない。つまり和食は成り立たないのです。

そして**二〇〇六年に日本醸造学会で麹菌が「国菌」と定めました。日本の食文化は麹菌なしではつくれないという証明のようなものですね。**

10 口での分解は即エネルギーになるものを

一度、ここで食べものがどういった過程で栄養になるか、簡単に説明したいと思います。食べたものは、まず、口のなかで噛むという行為と唾液とで分解されます。噛んだあとに、唾液のなかに含まれるアミラーゼという酵素で、ご飯やパン、パスタなどのでんぷんが分解されます。

でんぷんというのは、○がいくつか鎖でつながっているものとイメージしてください。この○が一つのものがブドウ糖、二つだとオリゴ糖、三つだと麦芽糖です。つまり一番細かいものがブドウ糖です。

でんぷんの種類によってブドウ糖になるのか、オリゴ糖になるのかが変わるのですが、ブドウ糖は最小の単位なので、そのまま血液中に吸収されます。そのため、血糖値が上がりやすく、すぐに脳のエネルギーとして使うことができます。

一方のオリゴ糖は、ここからさらに分解する必要があるので、胃から小腸、大腸へと進んでいきます。しかも、消化されにくいという性質のため、生きて腸まで届いて、最後には腸のなかにいる細菌のエサとなって、腸内の環境をよくするのに役立ちます。

また、急な血糖値の上昇を抑え、消化にエネルギーも使うのでカロリーを抑えることができます。

なので、オリゴ糖はダイエットなどにいいとされています。

ブドウ糖を効率よく摂取するのに優れている発酵食品で代表的なものが、さきほども挙げた甘酒。

そしてオリゴ糖を効率よく摂取するのに優れている発酵食品が奄美大島発祥のミキなどです。ミキは「神酒」とかかれるように、古来から神棚にお供えしていたもので、お米とサツマイモでつくられた乳酸菌たっぷりの伝統的な発酵飲料です。

話を戻すと、このようにまず口に入れた食べものは噛むということと唾液とで、でんぷんを分解します。

それ以外の食べものは、組織を噛むことで細かくして次の胃へと運ばれていきます。

11 胃には二つの役割がある

胃では主にタンパク質を分解します。つまり、お肉などです。

胃の収縮、攪拌といった動きで、お肉などをおかゆ状にしていき、そこで消化を促進します。

お肉などのタンパク質は、いろいろな形をした二〇個の種類の違うアミノ酸というものの集合体です。

胃のなかでタンパク質をアミノ酸に分解するのを助けてくれるのがペプシンとかペプシノーゲンという酵素です。よく「ペプシン配合」といった表記がされているサプリメントがありますが、それは胃でタンパク質をアミノ酸に分解するのを助けてくれる酵素が入っていますということなんですね。

タンパク質を分解する以外にもう一つ、胃には大きな役割があります。胃液というのを聞いたことがあると思いますが、そのなかに胃酸という、めちゃくちゃ酸っぱくて、強酸性のものが入っています。胃酸が上がってきたときなどその酸っぱさにびっくりするほどですが、胃のなかに入ってきた食べものや微生物などを、このめちゃくちゃ酸っぱくて強酸性の液で殺菌してくれるのです。

よく市販の除菌剤には塩酸が入っていますが、胃酸も塩酸でできていると言えば、その殺菌力のすごさがイメージできるかもしれません。ここで、口から入ってきた雑菌を殺してくれます。いいものも悪いものも、ここでほとんどの微生物が死滅します。なので、風邪をひかないための作業の一つが胃でも行われているということなんです。

ちなみに、ときどき「この乳酸菌は腸まで生きて届きますよ」と謳っている商品があります。それは、たいていの菌が胃で死滅してしまうにもかかわらず、その乳酸菌は胃をくぐりぬけて、生きたまま腸に届くことができるということ。すごい研究開発の結果なんです。

とはいえ、胃酸が何もかもを分解してくれるかというと、やはりそうはいかなくて、ペプシンは塩酸のなかで元気になるのでタンパク質を分解するし、脂質（油ですね）は、胃酸でも分解・消化はできずにそのまま次の段階まで進んでいきます。

12 小腸こそ分解・消化・吸収の要。私たちが食べたあと、実はカラダは頑張っていた

口から入った食べものは、まず口のなかででんぷんを分解して、次に胃でタンパク質を分解して、その次に小腸へ行って、そこで脂肪を分解します。

小腸のなかで胆汁に出合って細かい粒にして、さらにリパーゼという酵素がすい臓から出て、それが脂肪を脂肪酸とグリセリンに分解してくれます。分解されたものに胆汁がもう一度働きかけて、小腸に栄養として吸収されることを助けます。

ほかにも、たくさんの種類の消化を促す酵素をすい臓が十二指腸に出して、そしてこの小腸でほとんどの食べものを分解・消化・吸収してくれます。

だいたい、口から入ったものが胃に到達して三～四時間かけて消化され、そこから小腸に移動し、四～六時間かけてようやくほとんどの消化を終えて、その後に初めて吸収が行われます。

だから、甘酒のブドウ糖など口から入ってすぐ脳へ行って脳の栄養になるもの以外は、

ここまできてようやく吸収されてエネルギーになります。

そうしてようやく栄養がとれたといえる状態になったたってことなんです。

だから、それまではいくら食べても栄養にはなっていない、ということですね。

そうして、小腸までで消化・分解・吸収をして、残ったものが大腸へ行くことになります。

ごくごく簡単に言うと、食べものはこんな流れでカラダのなかを通っていきます。

飽食の時代とも言われる現代。食べものがいつもどこかにあって、何の気なしに口にモノを運んでいます。ゴクンとするのは一瞬ですが、食べてから約六時間、カラダはこのように働いていているのです。

こうしてみると私たちのカラダはすごーく頑張っているんだなと思いますよね。

13

最終到達地の大腸はいま注目の器官

さて、ようやく大腸へ食べものが到達します。食後一二時間から一五時間後くらいです。大腸ではもうほとんど消化や分解はせずに、便として体内の不要物を外へ出すための仕事が行われます。

小腸でおかゆ状になったものが、大腸で水分を吸収して固められながら、便として外へ排出されます。

よく「食べたもののうち、余分な栄養が便として排出される」という誤解をされている方がいますが、食べものが便として排出されるのはごくわずかです。

理想の便は、一回分の分量二〇〇グラムで、その六〇％が水分で、残りの四〇％のうちのさらに三分の一くらいが食べもののかすです。それ以外は微生物の死骸や腸内の老廃物です。

そういったものが便として出ていくんですね。

それと、ここまで消化されてこなかった食べものの一部が大腸の腸内細菌がもっている酵素で分解されます。

たとえば、水溶性の食物繊維。セロリとかきゅうり、人参といった野菜の食物繊維です。それと不溶性の食物繊維。大豆の皮などですがそれがここでオリゴ糖などに分解されて、いくつかのビタミンを構成して水分と一緒に体内に入っていきます。

ここまでごく簡単に食べものの流れをお話ししましたが、発酵食品はこの小腸と大腸、つまり腸ととても深い関係があります。

腸は、「第二の脳」とか「最大の免疫器官」「美と健康の要」として、近年、特に注目を集めています。

しかし、放っておいても勝手に動いてくれる心臓や肺とは違って、腸の本来もっている機能を十分に発揮するには、〝しかけ〟が必要です。

その〝しかけ〟となって、腸が本来もっているそういった機能を発揮させてくれるのに最適なのが食物繊維と発酵食品だということが近年わかってきました。

14 発酵食品で免疫力アップ

さて、ここでもう一度、小腸の話に戻ります。

少し前に、腸は「最大の免疫器官」とお話ししました。実は小腸にはパイエル板というものがあります。このパイエル板というのが、腸内細菌と影響しあって、免疫力を高めてくれるのです。

腸内細菌とは、乳酸菌、納豆菌、ビフィズス菌、酢酸菌、酪酸菌などです。

ヨーグルトであれば、乳酸菌やビフィズス菌が入っていると書いてありますし、納豆はもちろん納豆菌でできています。

こういったものを食べたあと、体内をずっと通って、小腸まで到達してパイエル板の上を通過していくときにこのパイエル板が「異物が来たぞ！　何だろう?」という感じで反応します。

それが、その奥にある免疫細胞たちを刺激して、免疫機能がしっかり働くようにしてくれるというのです。

しかも、乳酸菌、納豆菌、ビフィズス菌は細菌や原虫に対する免疫機能を正常化するスイッチを押すのに対して、酢酸菌は、細菌や原虫はもちろんウイルスも認識するスイッチも押してくれるということが最近の研究でわかってきました。

しかも乳酸菌と酢酸菌を一緒にとると、倍以上の効果があるというのです！

では、どんな食事がいちばん適しているのかというと、乳酸菌のなかでも特に植物性乳酸菌であるぬか漬けやキムチ、豆乳ヨーグルト、ミキなどです。

そして、酢酸菌はというと、やはりお酢。とはいえ、ふつう市販されているお酢にはほとんど酢酸が入っていません。

なので、バルサミコ酢や黒酢などを使うといいでしょう。私は自家製の柿酢やコンブチャで補っています。

このように乳酸菌の発酵食品と酢酸菌の発酵食品をとることで、ぐんと免疫力がアップするのです。

パイエル板と免疫の仕組み

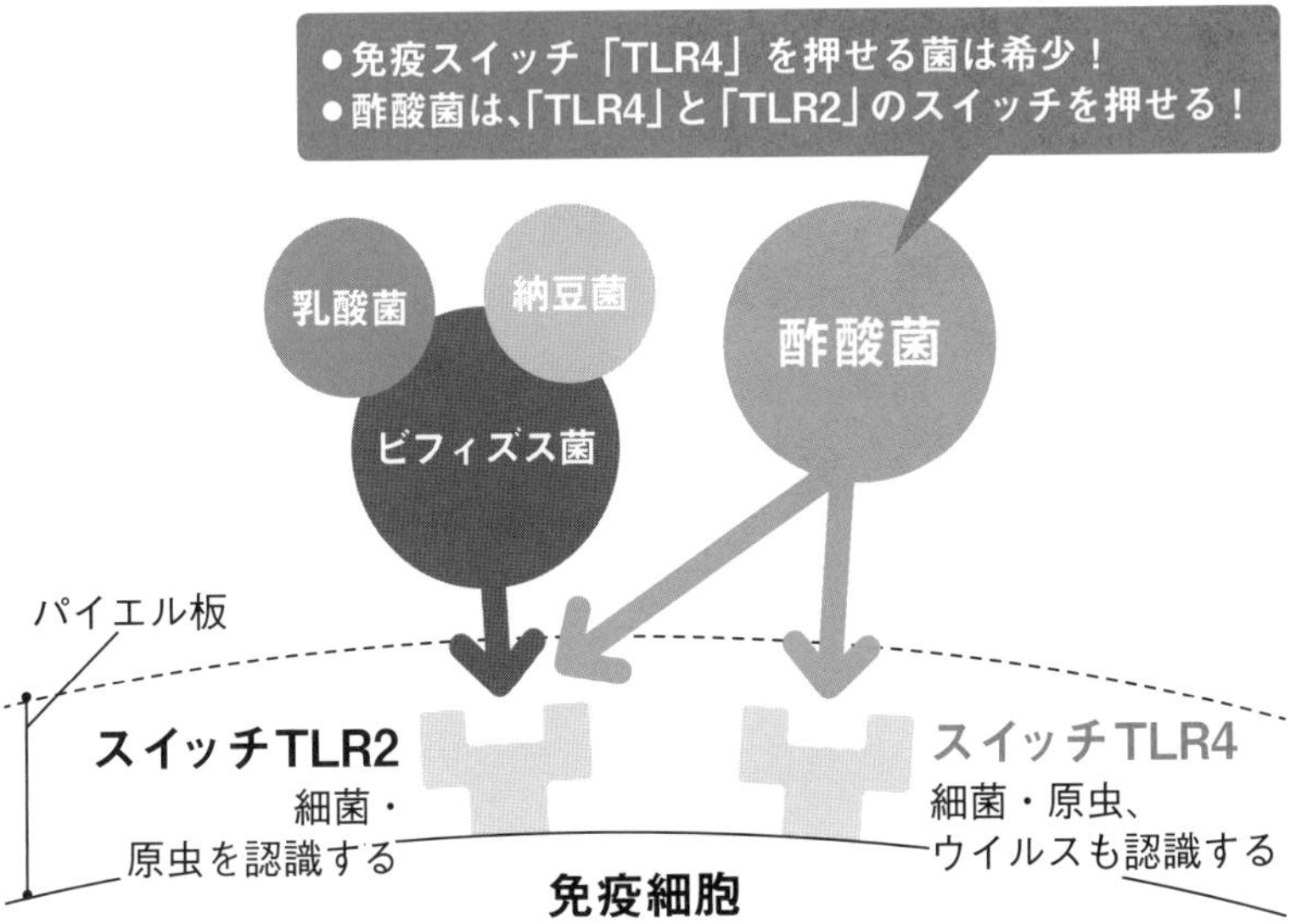

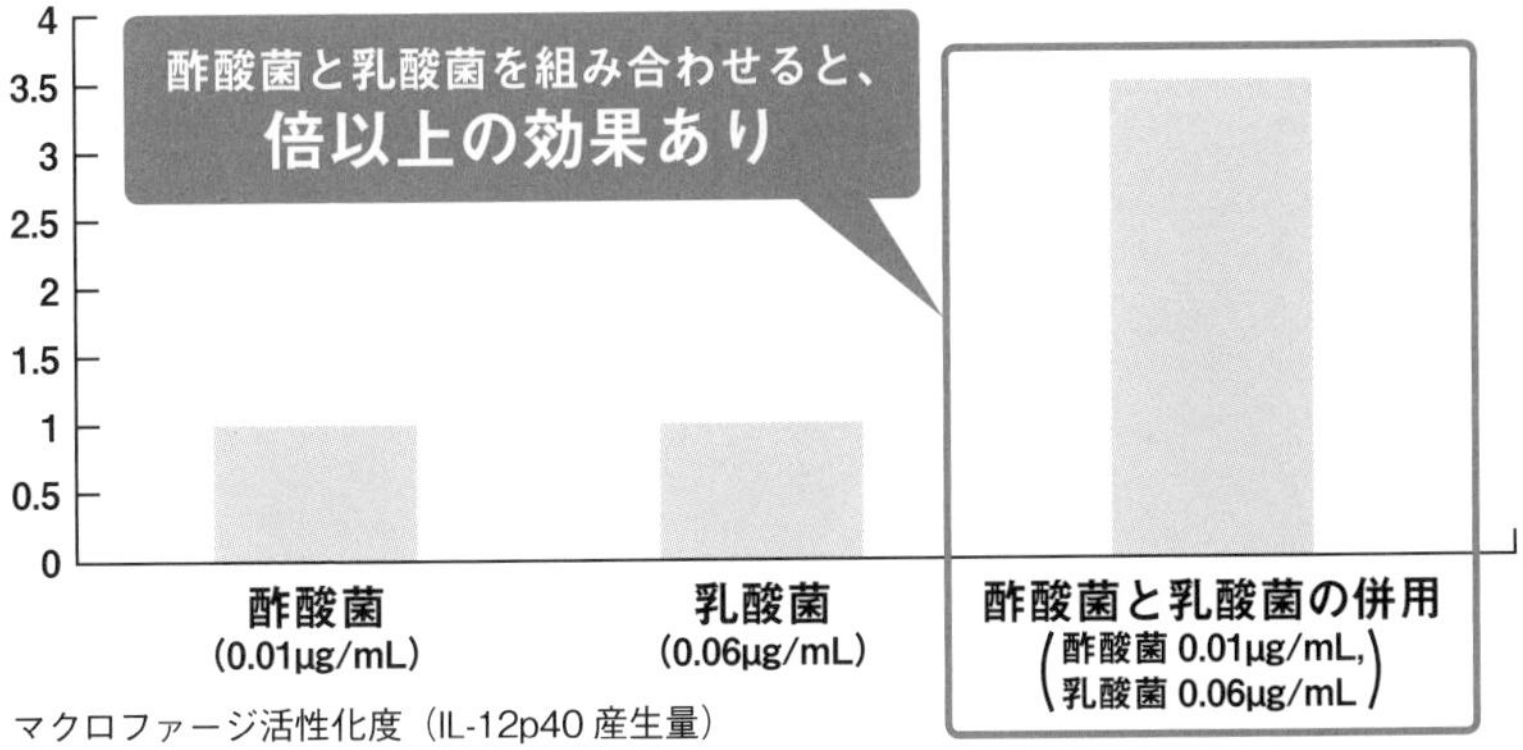

マクロファージ活性化度（IL-12p40 産生量）

キユーピー（株）酢酸菌チームリーダー　奥山洋平氏提供

15

発酵食品で腸内環境をよくしよう

お通じがよければ、体調がいい。

単純に、みなさんそうだと思います。

快適なお通じに発酵食品は欠かせません。

というのも、発酵食品には微生物がたくさんいて、そして微生物が酵素もたくさん出してくれているため、腸内環境をよくしてくれているからです。


腸にはだいたい一〇〇兆個以上の膨大な量の微生物がいます。

この腸内の微生物（だいたいは細菌なのですが）たちが、栄養の消化・吸収を助けてくれたり、免疫力を発揮しながら、人のカラダに害を与えることなく、外から入ってきた悪い菌を殺したりして、病気になるのを防いでくれています。

腸内の微生物は、カラダにとっていい役割を果たす善玉菌、悪さをする悪玉菌、そして、強いほうに加勢する日和見菌の三つに分けられます。腸のなかにこの三種類がいなければいけない（たとえ悪玉であっても！）のですが、大事なのはそのバランス。

理想的なバランスは、善玉菌が二〇%、悪玉菌が一〇%、日和見菌が七〇%と言われており、このバランスがくずれると様々な不調となってカラダに出てきます。ストレスや暴飲暴食などでバランスがくずれ下痢をしたり、便秘をしたり。さらには免疫力の低下から肌あれや肩こり、ひいてはもっと悪い病気まで。

これは悪玉菌が増えてしまい、日和見菌が悪玉菌に加勢して免疫力が下がり、カラダに悪さをした証しです。

そうならないよう、善玉菌が元気でいられるように、善玉菌のエサとなるオリゴ糖や水溶性の食物繊維、食物繊維を分解する酵素を体内に取り入れましょうということで、だから発酵食品なんです。

実は、私も昔はなかなか頑固な便秘症だったのですが、「体質は人それぞれ」なんて勝手に解釈して薬を使ったりしていました。ところが発酵食品の勉強を重ねていくなかで、カラダの仕組みもわかるようになり、その関係性を知ることでいまでは毎日ご対面できるようになりました！

16

発酵食品でアンチエイジング

本来、人間の寿命は一五〇歳くらいまでと言われています。

人間のカラダのなかに体内酵素というのがあって、ろうそくのともし火みたいに使い切ると亡くなるのだそうです。

私たちは食べたり、飲んだり、運動したり、風邪をひいたりしながら、体内酵素というともし火を使ったり、補充したりしています。これをうまく循環させることができたら一五〇歳くらいまで生きられるだろうという話だそうです。

でも、現実はなかなかそうはいきません。ストレスがあったり、体調をくずしたり、暴飲暴食したりすると、その体内酵素をたくさん使ってしまうし、うまく栄養として取り入れることができなくて、補充ができなかったり。

また、抗生物質は、悪い菌だけではなくよい菌も殺すものなので、腸内環境がめちゃくちゃになります。

そういったことでいまの平均寿命、女性であれば八七歳すぎ、男性であれば八一歳すぎとなっているわけです。

そこに発酵食品を食べていくと、食物はすでに微生物や酵素で分解されているので、体内酵素を使う必要が軽減されます。

その分、カラダの修繕修理にとっておくことができるということなんです。

このように、発酵食品は、栄養もあって、カラダによくて、カラダにやさしい。さらに代謝を促進させるので美容やアンチエイジングにも効果があります。

いいところだらけと思いませんか!!

では、実際に発酵食品にはどんなものがあって、手軽に無理なくとるにはどうしたらいいのかを次の章でご説明します。

この章のおさらい

◎発酵と腐敗は仕組みは同じ
◎発酵食品には
①消化・分解・吸収されやすい
②栄養が豊富
③腸内環境をよくする
④おいしい
の四つの利点がある
◎発酵とは微生物の生命活動
◎日本は発酵大国！　発酵食品は身近にあふれている
◎口、胃、小腸、大腸にはそれぞれ役割がある
◎発酵食品で免疫力が上がる
◎発酵食品で腸内環境がよくなる
◎発酵食品でアンチエイジングができる

第4章

作間 由美子

発酵食品を手軽においしく日常に取り入れるコツ

意外に身近な発酵食品。素通りしていませんか？
日本人が培ってきた食の恵み

いまではいろいろな食文化を楽しむことができる日本ですが、そもそも私たちは大昔から穀物と野菜、そして肉より魚を多く食してきた民族です。

日本は細長く南北に延び、四季があって湿度もあり、微生物が住みやすい環境が整っています。

田んぼではお米がつくられ、畦道では大豆がつくられていました。たまに田んぼの稲穂に麹菌が生成されるとそれで麹ができる。お米は主食のご飯になり、大豆と麹と合わさったら味噌や醤油になる。またお米と麹と水でお酒ができて、さらにはお酢ができた。

一汁一菜は、ご飯とお味噌汁と漬物や酢の物、一汁三菜はそれに魚料理と小鉢といった感じでしょうか。保存するために塩を使い、肉や魚を発酵させご馳走をつくる。

日本の原風景が浮かびますね。

こうして毎日少しずつ発酵食品をとり入れていたのです。

実は、私はもっぱら洋食を好んでいたので、このような日本の食のルーツに関心を抱き、耳を傾けるようになったのは最近のことです。

しかし、こうして考えると非常に合理的で一つも無駄がなく、主食から調味料までこの環境でできてしまうのですからすごいと思いませんか。

それでは、そんなイメージを浮かべながら、いくつかの発酵食品を紹介していきましょう。

1 何気なく発酵食品を取り入れる発酵調味料のすすめ

（イ）醤油

最近では、利き酒ならぬ利き醤油や、醤油ソムリエもいるほど、奥が深いのが醤油の世界です。

木桶でつくられた天然醸造の醤油は海外ではワインのようだとも言われていて、その深みや味わいによって、牛肉には何が合うか、魚にはどういった醤油がいいかといったことまで、楽しみ方にバリエーションが膨らんでいます。

そもそも、ひと口に醤油といっても、地方によってまったく味わいも違います。

醤油は農林水産省のＪＡＳ法で大きく五種類に分けられています。全国の八〇％以上は濃口醤油ですが、そのほか淡口醤油、たまり醤油、白醤油、再仕込み醤油があります。

東北出身の私は、すべて濃口醤油で育ちましたが、大人になって、淡口醤油や白醤油に出合って、最近、ようやく再仕込み醤油やたまり醤油を楽しむことができるようになりました。

また、ＪＡＳ規格外ではありますが、甘い醤油もあります。初めて出雲に行ったときに泊まった民宿で、お刺身に甘い醤油が出てきたときにはびっくりしました。

その後、出合う機会も多くなり、日本全国で甘口醤油は愛されていることを知りました。いまでは、特に馬刺しに甘口醤油は欠かせないというほど好きになりました。それに卵かけご飯にも甘口醤油が最高です。

醤油が調味料として優れているのは、臭みを取ってくれて、なおかつ豊かな香りを出してくれるところ。おせんべいを想像すればわかりますよね。磯辺焼きなども海苔と醤油の香りが本当に食欲をかきたててくれます。

殺菌効果にも優れているので、やはりお刺身などには欠かせません。ビタミン群が豊富でサプリメント以上の効果があるとさえ言われています。

お料理に色をつけたくないときには、淡口醤油や白醤油を、煮付けには濃口醤油、まぐろやかつおのお刺身には再仕込み醤油、そのほかにも生《なま》醤油はおひたしや湯豆腐にと、一つの醤油を使いまわすのではなく、料理に合わせて醤油を楽しむのも、その魅力の一つです。

農林水産省のJAS法で定められている醤油の基本5種類

濃口醤油	**塩分16～17%／うま味（窒素量）1.5～1.6%** **原料は小麦と大豆がほぼ同量。** もっとも一般的な醤油で、全国各地でつくられており生産量も80%以上。赤みがかった明るい色で塩味のほかにうま味とまろやかな甘みと酸味のバランスがよく、つけ、かけ、煮物と使い勝手がよい。
淡口醤油	**塩分18～19%／うま味（窒素量）1.15～1.2%** **原料は小麦と大豆がほぼ同量。** 関西で生まれた淡い色のお醤油で、食材を生かすために香りや色が抑えめにつくられている。濃口醤油と同じ材料で仕込み、甘酒や水で薄めるのが特徴。
たまり醤油	**塩分濃度16～17%／うま味（窒素量）1.6～3.0%** **原料は大豆がほとんどで小麦は少量。** 主に東海地方でつくられる醤油で、お刺身たまりといわれるほど、つけ醤油として有名で、とろっとした濃厚なうま味と独特な香りが特徴。
白醤油	**塩分17～18%／うま味（窒素量）0.4～0.6%** **原料はほぼ小麦のため糖分が多く甘みがある。** 仕上がりをきれいにしたい茶碗蒸しやお吸い物によく使われる。市販では出汁を加えた白だしとして販売されていることが多い。 愛知県碧南地方生まれ。
再仕込み醤油	**塩分12～14%／うま味（窒素量）1.6～2.5%** **原料は小麦と大豆がほぼ同量。** 山陰地方で生まれ、主に中部地方で消費されている。 一度出来上がった生揚げ醤油に麹を入れて二度仕込んだ贅沢な醤油。刺身醤油、甘露醤油とも呼ばれ、色も味も濃厚でふくよか。

(ロ)味噌

醤油と二大発酵調味料と言えば味噌ですね。味噌汁は日本人のソウルフードとさえいえます。かつては手前味噌というほど、各家庭のオリジナルの味噌がありました。つまり、意外と簡単に家でつくれるんです。最近はあちこちで味噌づくり教室などもありますよね。以前、私が所属している日本発酵文化協会の味噌づくり教室にイギリスのテレビ局が取材に入ったことがあります。そのときに、イギリス人の体験者たちが「こんなに簡単なのに、なぜ日本人は家でつくらないの!?」とびっくりするほど、簡単なんです。大豆を煮て、塩切り麹と混ぜて、こねたら、後はねかせておくだけです。

さて、味噌には大きく四つの種類があります。豆味噌、米味噌、麦味噌、調合味噌です。それぞれ、何の麹を使ったかによって名前が変わります。主原料は大豆なのですが、混ぜる麹が米麹か、麦麹か、豆麹かの違いです。調合味噌はそれらを合わせたもの。

地域によって使われている種類が違うので、その地方独特のものがあります。

大半は米味噌ですが、九州や瀬戸内は麦麹でつくる熟成が浅いさらっと甘いお味噌が主流ですし、東海地方は豆だけで味噌を仕込みます。八丁味噌がその代表です。熟成期間が長いので真っ黒に近い色をした酸味のあるお味噌で、煮込めば煮込むほどおいしくなるのが魅力ですね。味噌とはいろいろな味がするという意味があります。

保存食ですので持ち運びが便利なのはもちろんですが、原料となる豆は畑のお肉といわれるほどです。さらにそれを発酵させてあるのですから栄養価はとても優れています。昔、戦国武将たちは戦に出るとき味噌は欠かせなかったとか。そして、戦に勝った武将たちが味噌の威力を知りその土地に広めたことで、仙台味噌や信州味噌、八丁味噌が根付き、いまでも残っているのだと言われています。

味噌を使ったお料理として代表的なのがお味噌汁。幼いころ食事をしないで出かけようとすると「お味噌汁だけでも飲んで出かけなさい」と言われたのは私だけではないはず。その他、白いご飯につけるだけでもいいし、焼くとさらに一層おいしく食べられます。

ふつうのスーパーで売られている味噌は短時間で効率よくつくられたものですが、天然ものでは二年熟成とか四年熟成といったものもあります。長ければ長いほど分解が進んでいるため、うま味の奥行きが著しく、濃厚な味わいがあります。

超熟の味噌は抗酸化作用もあるので、もし味噌が古くなってしまったら、新しいものと混ぜて使うといいですよ。

地域による味噌の違い

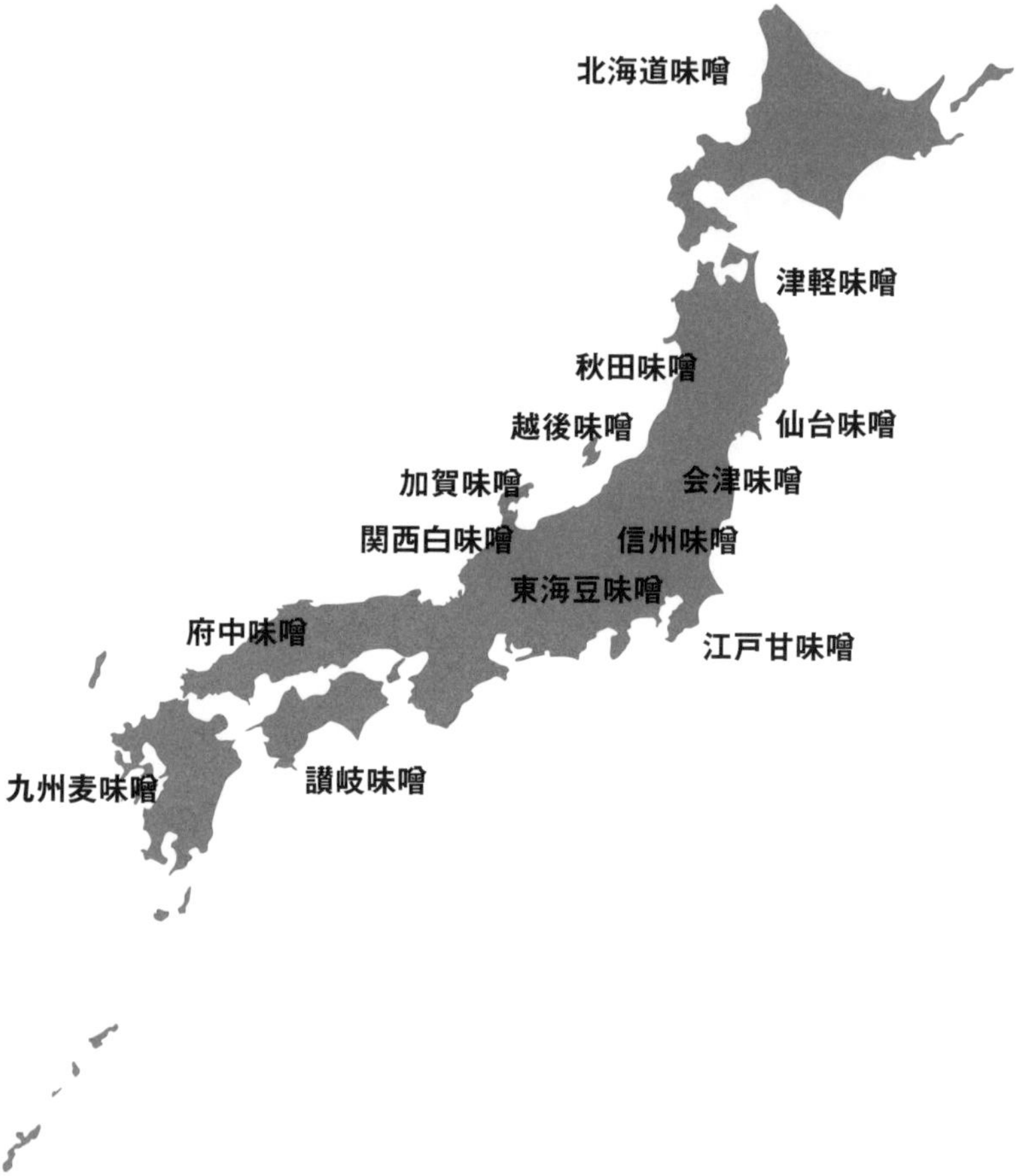
北海道味噌
津軽味噌
秋田味噌
越後味噌
仙台味噌
加賀味噌
会津味噌
関西白味噌
信州味噌
東海豆味噌
府中味噌
江戸甘味噌
九州麦味噌
讃岐味噌

原料による味噌の違い

分類	原料
米味噌	米麹・大豆・塩
麦味噌	麦（大麦または裸麦）麹・大豆・塩
豆味噌	豆麹・塩
調合味噌	米味噌・麦味噌・豆味噌を混合したもの

味による味噌の違い

	辛口味噌	甘口味噌
塩の量	多い	少ない
麹の量	少ない	多い

製造工程による味噌の違い

	赤味噌	白味噌
大豆の浸し汁 大豆のゆで汁	使用	不使用
大豆の加工法	蒸す	煮る
熟成期間	長い	短い

辛口味噌：豆が多い、塩が多い、長時間熟成、色が濃い
甘口味噌：麹が多い、塩が少ない、短時間熟成、色が淡い

（ハ）お酢

お酢は、発酵のいちばん最終段階で出来上がるものだったため、本来とても高級なものでした（その前の段階の酒として売ったほうが手間もかからないし、高く売れるからです）。

その後一般流通できるようになりましたが、消費者の手元に届いたときににごっているということでクレームになってしまいました。

このにごっているのが本来発酵している、つまりその中の酢酸菌が生きているという証しだったのですが、それが汚れているようなものとして感じられてしまったのでしょう。

それで、にごった酢（にごり酢）を出荷する前に殺菌をして、透明なお酢にしてしまいました。

それがいま一般に売られているお酢です。

なので、なかなか一般に流通しているお酢で酢酸菌を取り入れるのは難しいのですが、**その殺菌効果は絶大です**。

お寿司のシャリも酢飯ですし、ピクルスなどの酢漬けも保存食として食べられていますよね。

また、疲れたときに酸っぱいものが欲しくなるという人も多いと思いますが、これもお酢のもっている疲労回復効果のためでしょう。

酢醤油で餃子を食べれば、お酢と醤油とでダブルで発酵調味料がとれているということになりますよね。

一方、免疫力を向上させるために酢酸菌を取り入れたいということであれば、九州の甕仕込みの黒酢やバルサミコ酢がおすすめです。

バルサミコ酢は価格が高いものでは、一〇年仕込みのものなどもあり、酸が穏やかでなめることもできるくらいです。

また、昨今では、もともとの製法でつくられたお酢もいろいろなところで売られ始めています。りんごのにごり酢や米のにごり酢などです。

あえて酢酸菌を残した状態で製品化されているので、にごり具合もそれぞれに違い、またそれが発酵食品好きな人にとっては興味深いところです。

ところで、以前、酢酸菌の研究者の勉強会で江戸時代の書物の一節を見せていただいたことがあります。そこには「酒を飲むときは酢を飲むとよい」と書かれていたのです。

なぜなら、酢酸菌はアルコールが大好き！　つまり、お酢の酢酸菌が胃のなかに入ったお酒を片っ端から分解してくれるというわけです。江戸時代にこのような研究がなされていたことを知っていたら、にごっているお酢でクレームをつけることもなかったように思うのは私だけでしょうか。

そういったことがわかってきたら、もっとにごり酢が流通していたのではないかと、多少残念な気もします。

酢酸菌がつくった主な食品

発酵食品	原料	説明
米酢	米・麹	米を主原料にしてつくられた酢。日本の酢の代表格で、米のみでつくられた場合は純米酢という。日本で最も一般的に使われている酢。
ワインビネガー	ワイン	ワインに酵母や酢酸菌を加えて発酵・短期熟成させたもの。赤と白があり、ワインに似た香りがする。
バルサミコ酢	ブドウの濃縮果汁のアルコール発酵物	成熟したブドウの果実を搾り、煮つめて樽でアルコール発酵させたものを樽を何度も替えながら熟成させる手法によってつくられた酢。複雑な香りが出る。他の酢とは異なり、熟成期間の長いバルサミコ酢にはポリフェノールが多く含まれており、熟成期間が長いほど高価。
ナタ・デ・ココ	ココナッツミルク	ココナッツミルクに酢酸菌（ナタ菌）を加えて発酵させると表面からジュースが凝固し、セルロース性のゲル状物質となる。それがナタ・デ・ココである。外観は寒天に近いが、食感は独特の歯ごたえがあり、一時ブームとなった。
紅茶キノコ	紅茶	モンゴル原産。シベリアで伝統的に飲まれている発酵飲料。紅茶に砂糖を加えた培地で栽培されるゲル状の塊。キノコに形状が似ていることから、紅茶キノコと呼ばれている。別名コンブチャ。

(二)みりん

みりんはふだんは照りを出すのに和食で使われています。

魚やお肉の照り焼きのあの〝照り〟です。あれはみりんでしか出せません。

また、ふつうの定食屋さんで煮物を食べれば、おそらくそこにはみりんが使われているでしょう。それは甘味を出すためです。

ただ、ここで注意が必要なのが、本みりんかそうでないか。

そもそも、みりんは甘いお酒として、重宝されていました。原料が焼酎で、焼酎をもち米と米麹で糖化（甘く）させ、熟成させたものだったからです。

一方で、甘味を出すための調味料、甘味料としてもよく使われていたのですが、第二次世界大戦のときに米不足で製造禁止になってしまいました。

製造が再開されたあとは、ぜいたく品として高い税金（お酒としての酒税）がかけられたため、それを逃れるためにみりん風調味料というのができました。

みりん風調味料は残念ながら麹を使っていないので、発酵食品の分類には入れないのです。

なので、**発酵食品を取り入れるためということであれば、本格本みりん、本みりん、本直しというようなみりんをぜひ使ってください**。

もちろん和食で使えればいいのですが、そうでなくても食後酒としてちょっと冷やしたみりんを飲んだりするのもおすすめ。昔は本直しは柳影と呼ばれ女性に好まれるお酒でした。ワインの帝王とも呼ばれているとても希少な「貴腐ワイン」のように食後酒にも適しています。

ただし、アルコール分が含まれているので、車の運転前には飲まないでくださいね。

(ホ)生塩麹

生塩麹は、水に塩を溶かして、そこに麹を入れて冬場は一週間くらい、夏場であれば三~四日常温でねかせれば出来上がります。

それを塩の代わりに使えば、栄養もあるし、おいしいし、一石二鳥です。

たとえば、お肉。

生塩麹に漬けて一日くらい置いておけば、栄養とおいしさはもちろんのこと、塩麹がタンパク質を分解してくれるので、やわらかくなり、うま味もアップします。

お魚も同様です。

また、ポテトサラダに塩のかわりに塩麹を使うと、でんぷんが分解されて、形状がくずれクリーム状になってしまいます。しかし、これを逆手にとってコロッケに応用してクリームコロッケをつくるというのも面白いです。

これもとてもおいしいです。

ただ、これらはあくまでも生塩麹の場合。

市販のものは、加熱処理されている可能性が高いので、酵素分解は期待できません。

なので、やわらかくしたい場合は、自分でつくるというひと手間をかけてみてくださいね。

水一〇〇グラムに塩三〇グラム程度（腐敗させないために、塩分濃度を一二パーセント以上にすることがおすすめです）を入れて塩水をつくり、そこに生麹を一〇〇グラム入れてください。

乾燥した麹の場合は、袋に書いてあるとおりにすればオーケーです（乾燥している分、少し水分が多めになっているはずです）。

あとは四~五日ねかすだけで出来上がり！　保存は冷蔵庫でしてください。

2 飲んで発酵食品を取り入れる

(イ)甘酒

甘酒はこれまでにも何回も出てきたように、麹に水を足して六〇度で一晩ねかせれば出来上がる、超カンタン、おすすめな天然サプリメントです。

甘酒にはアミノ酸が全種類含まれています。

またメラニンを抑制する麹酸がたっぷり入っているため美白、美肌効果が期待できます。

それにでんぷんがブドウ糖にまで分解されているので、アタマを働かせたいときに即効性があります。

さらには、満腹感も高まるので、ダイエットにも効果的です。

ただ、甘酒にはビタミンAやビタミンCが含まれていないので、夏場にはグレープフルーツやトマトや人参ジュースと、冬場はサツマイモやかぼちゃなど野菜や季節の果物と一緒にしたり、また、炭酸水を入れたりして飲めばさわやかでさらに効率よく栄養が摂取できます。麹の甘酒は砂糖がわりに甘味をつける調味料としても使えるので重宝です。

もう一つ、別の甘酒があります。

酒かすでつくる甘酒です。よく冬場神社へ行くと売られていますよね。あの甘酒は酒かすでつくられた甘酒です。酒かすは日本酒の搾りかすなのでこれももちろん発酵食品です。

酒かすには脂肪を包んで、そのままポイッと排泄してくれるレジスタントプロテインというものが含まれています。なので、これも健康効果が期待できます。

また、お肉やお魚を漬け込むと分解してくれるので、おいしく栄養価も高くいただけます。

ただし、この酒かすの甘酒はアルコール分が入っているのでアルコールがＮＧの方は煮沸をしっかりしてアルコールを飛ばしてから飲んでくださいね。

麹の甘酒はアルコールが一切入っていないので、小さいお子さんでも安心して飲んでいただけます。

(ロ)日本酒

私はそもそもワインのほうが好きだったのですが（東北初の女性ソムリエとして、かつては取り上げられたこともありました）、発酵を勉強すればするほど、日本酒の魅力に取り憑かれてしまっています。日本酒のうま味と甘味のおいしさのなかにある発酵の味わいとでも言うのでしょうか。

さて、日本酒はお酒として飲んでも、調味料としても使うこともできますね。

日本酒は、原料の米に米麹を入れて糖化させ、そこに酵母を入れてアルコール発酵を同時にしています。

酒母（酵母菌）に米麹と蒸米と水を入れて発酵を促します。これを三回繰り返すのが特徴で三段仕込みと言います。

日本酒の味の決め手は米の品種と精米歩合、そして水、酵母で決まります。

日本酒の健康効果としては、体温を上げるということでしょう。

お酒は一般的に体温を下げるといわれていますが、日本酒は唯一、体温を上げるお酒です。体温が高いということは免疫を下げないことにも役立ちます。

また、日本酒からつくられた化粧品などがあるほど、美肌効果も期待できます。酒蔵の人はみなさん、肌がきれいな方が多いですね。お風呂に日本酒を入れるというようなところもあるようです。

なお、私は、日本酒に限らずお酒を飲むときには酢酸菌のサプリメントも一緒に飲むようにしています。お酢のところでも書いたように、酢酸菌はアルコールが大好き。だから、胃のなかで酢酸菌がアルコールを分解してくれるので、肝臓に負担をかけることなく、お酒を飲むことができます。

お酒が残りにくいため、かえって心地よく酔うことができています。さらに、ほかの発酵菌には押せない免疫スイッチも押せるので一石二鳥！

一方、安心しきって飲みすぎてしまうこともありますが……（苦笑）。

とはいえ、病気の方はご注意ください。お医者さまの指示に従ってくださいね。

（ハ）焼酎と泡盛

こだわる方は「焼酎と泡盛は別だ！」とおっしゃると思いますが、ここでは一緒に取り上げたいと思います。

焼酎は麹菌と米に酒母（焼酎酵母）を入れてアルコール発酵をさせ、次に芋や麦、そば、黒糖などの主原料を入れて仕込んで蒸留したものです。

タイ米（ジャポニカ米）に黒麹菌を入れて発酵させて、水を入れてアルコール発酵させ、蒸留したものが泡盛です。

日本酒や焼酎に使う麹菌は熱に弱いのですが、この黒麹菌は熱に強いので、沖縄で使うことができ、そのため沖縄では黒麹菌を使った泡盛が主流となっています。

通常は蒸留させてある程度貯蔵したら瓶詰めにしますが、泡盛では古酒《くーすー》といって、三年以上貯蔵されたものもあります。一〇年以上ねかせたものもあり、高価なお酒として知られています。

焼酎や泡盛は、日本酒と比べて、蒸留している分アルコール度数は高いものの、とてもヘルシーです。

また、血栓や心筋梗塞、脳梗塞を予防するプラスミンという酵素を肝臓がつくっているのですが、アルコールはその酵素を増やす効能があります。特に泡盛はその効能が高いそうです。

アルコールなのに、肝臓を助けるともいえるんですね。

(二)そのほかの飲み物

基本的にお酒はみんな発酵しているので、ビールやワインももちろん発酵しています。それぞれの特徴があり、楽しむことができます。

共通していえるのは、**リラックス効果**があるということでしょうか。

ただし、くれぐれも飲みすぎはよくありませんので、気をつけて飲みたいものです。

そのほか、発酵食品を体内に取り入れるのにいい飲み物として、紅茶キノコがあります。

紅茶キノコはコンブチャとしても知られていますね。

ミランダ・カーやジェシカ・アルバといった、海外セレブが美容・健康のために愛用しているということで有名です。

紅茶を煮出して、砂糖を入れて、常温になったところに酢酸菌を入れて発酵させたものです。そうすると、この酢酸菌がもとになって、どんどん酸っぱくなっていきます。

私はつくって常備していますが、いまでは紅茶キノコ、コンブチャとしてペットボトルで市販されているので、手軽に取り入れることができます。

この酢酸菌が腸のパイエル板を刺激してくれるので、免疫力アップにつながります。
ちなみに、こぶ茶とは違うのでくれぐれもお間違えなきように。

3 ちょっとした小鉢で取り入れる発酵食品

（イ）納豆

納豆が発酵食品というのは誰もが知っているところでしょう。

納豆菌は非常に強く、胃酸にも負けずにそのまま腸へ届きます。なぜかというと、芽胞というものにくるまれており、胃のなかのような居心地の悪いところではきっちりと閉じたままで、自分の居心地のいいところについたら開いて居つくという性質があるからです。

さらに高温にも強く一二〇度でも生きているほどの生命力です。

しかも、繁殖力が強い。

だから、**腸内で善玉菌として活躍してくれます**。

その繁殖力の強さといったら、日本酒の蔵元などでは納豆を食べたり、触ったりすることは禁止されているところがあるほどです。なぜなら日本酒にかかわる菌よりも納豆菌のほうが強く、日本酒にかかわる菌が死んでしまうからです。これは、味噌や醤油も同様です。

納豆の健康効果としては、何よりもナットウキナーゼという酵素の力です。

それは心筋梗塞、脳梗塞の起因となる血栓を溶かすものなので、注目を浴びています。

ビタミンK、ビタミンE、ビタミンB群など、ビタミン類が豊富で代謝を促進してくれます。

ビタミンKは特になかなかとるのが難しいものなので、そういった意味でも納豆は重宝します。

ちなみに、納豆は朝食よりも夕食に、しかもよく混ぜて糸をしっかりと立たせて食べるのが効果的です。**ナットウキナーゼは私たちが寝ているときのほうが働きやすいからです**。

納豆に醤油をたらして、ご飯にかけて食べる。それだけでも栄養満点ですね。

また納豆が苦手な方には黒酢を入れることをおすすめしています。

それにより納豆の臭みも薄らぎ、ネバネバも抑えられます。酢酸菌と納豆菌が両方とれて、腸活にも、免疫力アップにもつながります。

（ロ）ヨーグルト

ヨーグルトも発酵食品としてとても馴染み深いものです。

最近では、牛乳と動物性乳酸菌でつくられたヨーグルトのほかに、豆乳と植物性乳酸菌でつくられたものもよく見かけるようになりました。日本人には乳製品にうまく順応できない乳糖不耐症の人が多くいるそうですが、これなら安心です。

乳酸菌というのは実は固有の菌の名前ではなく、ある一定の条件を満たした菌たちのことを言います。

そのため、ガセリ菌とかビフィズス菌などが乳酸菌の一種としてヨーグルトのなかに入っているんですね。

ヨーグルトの健康効果をアップさせるのに最適なのが、ナタ・デ・ココ。

ナタ・デ・ココはココナッツミルクを酢酸発酵させたものですが、そのナタ・デ・ココの酢酸菌とヨーグルトの乳酸菌とが一緒になると、免疫力向上のスイッチであるパイエル板が数倍刺激されるのです。

さらに、甘酒やオリゴ糖などで甘味をつけて食べるのも、健康効果がダブル、トリプルで期待でき、おすすめです。

ちなみに、そこに果物を入れてしまうと、カロリーが高すぎてしまうので毎日食すには注意が必要です。

フルーツを入れるときにはオリゴ糖や甘酒は控えましょう。

(ハ)漬物

漬物のなかでも、ぬか漬けは特におすすめです。

植物性の乳酸菌と食物繊維、さらには腸まで届く酪酸菌がたっぷり含まれています。この酪酸菌は、食べものではぬか漬けくらいでしか摂取できません。

酪酸菌は空気が嫌いな微生物で、そのため乳酸菌や酵母のように空気中にふつうにいることができません。

腐敗防止のために、飼料や医薬品に使われています。

酪酸菌は納豆菌と同じように芽胞に覆われていて、居心地のいいところで開いて居つきます。

まさに、腸など空気がないところが大好きで、そこで芽胞を開いて居つくわけです。

酪酸菌は腸内の乳酸菌の育成を助ける働きをしてくれたり、腸内の傷ついた粘膜などを修復してくれる役割を果たします。

漬物にはたくさんの種類があり、発酵しているものにはそれぞれ健康効果が期待できます。

韓国のものですが、キムチなども植物性乳酸発酵によるもので、時折ぶくぶくしているものもありますよね。一度、知人が韓国からのお土産でキムチを買ってきてくれたのですが、帰国途中の飛行機のなかで発酵が進みすぎてしまい爆発してしまったことがあります。最近では、きちんと発酵しているキムチも少なくなりましたが、ぜひ本物のキムチを食べてもらいたいと思います。

4 発酵食品をおつまみで取り入れる

(イ)チーズ

チーズも発酵食品です。

最近では日本でもナチュラルチーズが多くなってきましたが、かつてはプロセスチーズが主流でした。

このプロセスチーズとナチュラルチーズの違い、何だかわかりますか？

プロセスチーズは、ナチュラルチーズを粉砕して、過熱して溶かし、さらに乳化させたものです。

つまり、発酵を途中で止めて、一定の味、状態にしたもの。

一方のナチュラルチーズは、発酵し続けている状態にあるチーズです。

そのため、味や色やニオイが熟成している期間によって違いがあります。

よく何ヶ月熟成と書いてあるのはそのためです。

チーズはビタミンAやビタミンBが豊富です。そのため、脂質があるものの、その脂質をビタミンB_2が分解してくれるので、脂質が残りにくいといえます。

また、何といってもタンパク質が豊富であること。

近年、年齢が上がるにつれてタンパク質が不足しがちであると言われていますが、チーズはそれを補ってくれるものです。

ただし、これもおつまみ程度がほどよい量でしょう。

（ロ）ドライ納豆

納豆をさらに手軽におつまみ感覚でとれるようにしたのがドライ納豆です。

ドライ納豆は、納豆を乾燥させたものです。干し納豆、乾燥納豆と呼ばれることもあります。

納豆の粘りやニオイが苦手な方でも、これなら手軽で食べることができると言う人が多いでしょう。

おやつやおつまみとして、とても優れています。

納豆を干すことで栄養分が凝縮され、少量でも納豆の栄養をしっかりととることができます。

ただし、**高温を加えてつくられたものだと、納豆菌は残っていても、ナットウキナーゼが失われているものもあるので、注意してください**。

（ハ）豆腐よう

沖縄独自の発酵食品と言えば豆腐ようです。

沖縄は、微生物にとってとても住み心地がいい環境です。高温多湿で、しかも四季がそれなりにある。沖縄自体が発酵しているといってもいいような環境です。

そのため、発酵も腐敗も非常に進みやすい地域です。

そこでの発酵にはやはり泡盛が欠かせません。泡盛があることによって、腐敗を止めて、発酵熟成をさせてくれます。

豆腐ようは沖縄豆腐を水きりして、密封できるビニール袋に沖縄豆腐と麹（ほかにも紅麹を使うこともあります）と塩、さらに泡盛を豆腐が完全に浸るように入れて、その状態で常温で放置してつくります。

沖縄ではだいたい半年くらい熟成させたものが主流です。

豆腐ようは濃厚でねっとりとした食感が魅力です。一度食べたらクセになる人も多いのではないでしょうか。

豆腐ようの栄養としては、まずは何よりもモリブデンが高いこと。これは貧血予防に絶大な効果が期待できます。

さらに、豆腐ように含まれる亜鉛は、味覚の正常化にも効果が期待されています。ほかにも、血中コレステロール値や中性脂肪値の正常化に効果が期待されるなど、広範な健康効果が期待できます。

ただし、これも泡盛というお酒を使っていますので、お子さんには食べさせないようにしてくださいね。

column

鰹節の力

鰹節が発酵食品だということは、実はあまり知られていないかもしれません。

発酵食品についての講座でもこの話をすると、みなさんとても驚かれます。

ただ、鰹節であればなんでもいいかというとそうではありません。

本枯れ節カツオブシとか枯れ節カツオブシ、かつお節削り節と言われているものがそれです。荒節と言われているものは、簡略化されたもので、菌を付着させていないため、発酵はしていません。

鰹を切り、煮熟した鰹を蒸して燻製し、そのあとにカツオブシカビをつけてつくるのが枯れ節です。カビを二回以上つけて繰り返しているのが本枯れ節と言われるものです。

カビが節の中まで菌糸を伸ばすことで、リパーゼという酵素が脂肪を分解し、燻製にしただけでは取り除けない水分までなくしてくれます。そのため、世界一硬い食べものとさえ言われています。

鰹節は、一般的には出汁をとるときに使うものとしてよく知られていますが、日本料理の要ですね。

鰹節の出汁はイノシン酸といって、昆布のグルタミン酸と合わせて使うことでうま味が七倍にもなると言われています。

出汁としてだけでなく、豆腐やほうれん草に削ってかけてそのまま食べるのもとてもおいしいですよね。香りも合わさっておいしさを引き立ててくれます。

長寿県として有名な沖縄は、この鰹節の消費量が全国で一位だそうです。よく考えてみると、ゴーヤチャンプルーにもたくさんかかっていますよね。

むかしは、鰹節を削るのは子どもの仕事でした。

ちょっとしたひと手間で、おいしさも香りも、さらには健康効果もあるので、ぜひ使ってみてください。

column

発酵食品のおやつがある？

発酵和菓子として有名なのが、江戸久寿餅《くずもち》です。

これは葛粉でつくったものとは異なり、お麸をつくるときに出る小麦の汁にでんぷんだけが残っているのですが、これを乳酸発酵させてつくります。

ほんのりとした酸味があるところに、黒蜜と香ばしいきなこをかけていただきます。ゼリーより少し硬く、ナタ・デ・ココよりは少しやわらかい、そんな独特な食感と久寿餅がもつ酸味、そして黒蜜の甘味が見事にマッチしてとてもおいしい和菓子です。

丸柚餅子《ゆべし》は石川県の輪島や、長野県南部で高級珍味として食べられている発酵和菓子です。

私の故郷の福島のゆべしとはまるで違い、こちらは、柚子の上部をとり、そのなかの果肉も取り除きます。空洞になったところに、味噌、胡桃やカシューナッツなどのナッツ類、ほかにも地域によってはいろいろなものを入れて、さらに山椒などを詰めます。そうして、とった上部で再びふたをして、全体を蒸します。

さらに、それを藁や和紙で包んで縛り、外にぶらさげて数ケ月放置します。その間に発酵して、丸柚餅子ができます。たいへんな手間隙がかかるため、少しお高い和菓子ですが、とても味わい深くお酒のおつまみとしてもおいしくいただけます。

そのほかにも、日本の各地にはまだまだそのご当地でしか知られていない発酵和菓子がたくさんあります。

私自身もそういったものをこれからも探していきたいと思います。

また、意外と知られていないのが**チョコレートの原料であるカカオ**です。

カカオの果実を数日発酵させ、その後天日で乾燥させ、砕いて種子の部分だけをとりわけて焙煎します。

カカオを発酵させることによって出てきたエピカテキンは抗酸化作用、血管の若返り、血圧を下げる、ピロリ菌を除去するなど、健康に絶大な効果をもたらすと期待されています。

ただし、糖分のとりすぎにはくれぐれもご注意くださいね。

column

発酵食品とニオイの関係

発酵食品には独特のニオイがあります。

このニオイが苦手だから発酵食品は嫌いという若い人も多く、それが発酵食品の普及を難しくしている理由の一つかもしれません。

このニオイは微生物が分解しているときに放出するもので、なかなか独特なものですね。なので、**よく日本人は醤油のニオイがすると外国人から言われますが、厳密に言うと醤油ではなく麹のニオイなのです。麹が発酵しているニオイが日本人のカラダには染みついているということなのでしょう。**

このニオイ、もちろん慣れてしまえば食品のおいしさを引き立ててくれるものですが、やはり慣れないと腐敗臭と紙一重。

納豆を腐ったニオイがするという人が多いのもそのためですね。

ニオイはその地域や食文化、さらには個人差がとても大きく、一概に臭いといって拒絶してしまうのはよくありませんし、私はこのニオイ、香りがあるからこそ、発酵食品のおいしさが増すとさえ思っています。

臭い発酵食品にあえてチャレンジしてみるというのもなかなか楽しいものです。

世界の臭い発酵食品ベスト6を次ページに表にして入れておきますので、試してみたい方はぜひ!

そのニオイに病みつきになるかもしれません。

ちなみに、私はこのうち半分をいただいたことがありますが、それぞれ独特の風味があり、また食べたいと思うものも、正直もう食べなくてもいいかなと思うものもなかにはあり、なかなか楽しい思い出です。

世界の臭い発酵食品ベスト6

	食品名	主な国・地域	内容	ニオイの強さ
1位	シュールストレミング	スウェーデン	ニシンを塩漬けにして缶の中で発酵させた、漬物の一種。	8070Au
2位	ホンオフェ	韓国	ガンギエイの身を壺などに入れて発酵を促進させたものの切り身。	6230Au
3位	エピキュアーチーズ	ニュージーランド	缶詰チーズで缶の中で3年ほど熟成させたもの。	1870Au
4位	キビヤック	グリーンランド・カラーリット民族、カナダ・イヌイット民族、アラスカ州のエスキモー民族	海鳥（ウミスズメ類）をアザラシの中に詰め込み、地中に長期間埋めてつくる漬物の一種。	1370Au
5位	くさや	伊豆諸島	新鮮な魚を「くさや液」と呼ばれる魚醤に似た独特の風味をもつ液に浸潤させた後、天日干しにする。魚自体の発酵はほとんどしないが、液体中の酵素が魚のタンパク質を分解し、独特の風味と強烈なニオイを発するようになる。魚ではなくくさや液が発酵している。	焼きたて1267Au（焼く前447Au）
6位	ハカール	アイスランド	ニシオデンザメの身を穴に埋め、重石を乗せて6～12週間放置して発酵させる。ホンオフェと同じアンモニア臭がする。	1230Au

Au＝ニオイの測定値「アラバスター単位」の単位記号。
参考例：履いた靴下 120Au

第5章

金城 実

風邪をひかない医者が実践している
ミトコンドリアを増やす運動と日々のストレスコントロール

間違いなし！　効果は私自身を見て！
予防医療医師が実践していること

1

〝中年太り〟が気になりだしたら、ミトコンドリアが減っている!! ミトコンドリアを活性化する運動のポイントは……

ウイルスに打ち勝つカラダをつくる一つ目のポイントは日々の食生活です。しかし、どんなに食事に気を配っていても、ふだん、あまりカラダを動かさない生活を送っていると、その分、カラダに脂肪がたまっていきます。そうです、肥満になるのです。

特に、内臓の周辺に脂肪がたまると、いわゆる〝メタボ〟の状態に。〝メタボ〟は動脈硬化を起こし、血液をドロドロにして、全身をめぐっている血液の流れを悪化させてしまいます。これでは、ウイルスなどの外敵を迎え撃つための万全の態勢が整いません。

「いままでと食べる量は同じなのに近ごろ、太ってきた」

という中高年の方は、特に要注意!!

なぜなら、「いままでと食事量は変わらないのに太ってきた」というのは、細胞のなかにあるエネルギーの発電所、ミトコンドリアの元気が減ってきたサインだからです。

身に覚えのある方はもちろんのこと、そうでない方もウイルスに打ち勝つカラダをつくるために、ミトコンドリアを増やす運動を行いましょう。

「運動」というと、ジョギングや鉄アレイを持って筋肉を鍛える、といった運動を想像する人もいるでしょうが、私がここで言う「運動」はそのような運動ではありません。

激しい運動をすれば、カラダが強くなるわけではありません。激しい運動をする人は、カラダのストレスも大きく、粘膜でウイルスなどの外敵を迎え撃つ武器（ＩｇＡ）が減って風邪をひきやすい、という報告もあるのです。

効率よくミトコンドリアを活性化するには、まず、日常生活のなかで歩行を中心にカラダを動かすことを心がけることが大切です。それと同時に、仕事や家事の合間、あるいはテレビを見ていてＣＭが入ったときの隙間時間に「ちょっとキツイかな」と感じる程度の筋トレを一～三分程度、行うようにしましょう。

2
仕事や家事の合間、テレビのCM中に「腕振り体操」

「ちょっとキツイかな」と感じるような筋トレって、どんな運動だろう？　そう思った方も多いことでしょう。

そこで、私が予防医療のカウンセリングや講演会などでおすすめしている「腕振り体操」を紹介したいと思います。

ちなみに、「腕振り体操」は、私が様々な運動をためしていきついた〝ファイナルアンサー〟です。そして、私自身も実践し続けている運動です。

究極の簡単有酸素運動で、ミトコンドリアが活性化していきます。

実際にやってみるとわかるのですが、この「腕振り体操」は太ももやお尻など大きな筋肉を使います。そのため脂肪燃焼効率がよく、肥満対策にもなります。

また腕を肩から大きくふることで肩周辺の血流が改善。一週間も続ければ、肩こりや首のこりが楽になってきます。

【腕振り体操】

①両足を肩幅に開いて立ち、左の足を軽く一歩前に出す
②両膝を軽く曲げる(後ろ足のかかとは少し浮かす)
③「イチ二、イチ二」のかけ声に合わせて、腕を横に伸ばしたまま、肩から振り子のように大きくふる(まずは一分から)。カラダもゆっくり、上下に動かす(息を止めないこと)
④余裕があれば前後の足を入れ替え、③と同じように腕をふる
＊③～④で一セット。一日二セット行う

こんな簡単な体操ですが効果は感じるはずです。

ポイントは、自分のカラダと相談しながら無理なく、そして笑顔で行うこと。

ふだん、あまりカラダを動かさない人は「③～④を三〇秒行う」ところから始めてみましょう。カラダがなれてきたら、一分、二分と時間を延ばしていきます。

また、膝や腰に違和感があるとき、痛みがあるときは「膝を曲げずに」、あるいは「椅子に座った状態」で行いましょう。

腕振り体操

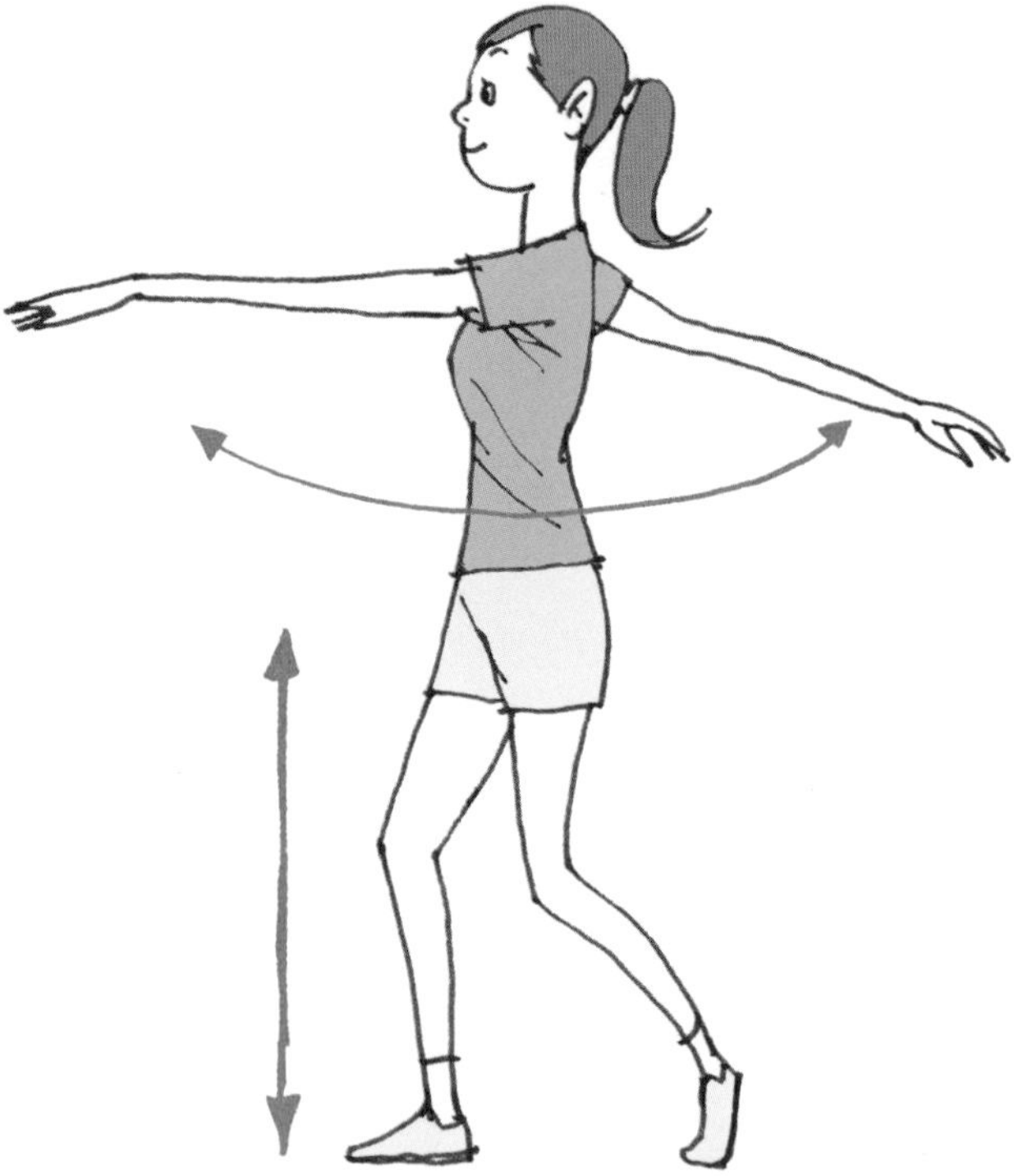

究極の簡単有酸素運動で、ミトコンドリアが活性化していきます。

「腕振り体操」の動画にアクセス
https://youtu.be/WWedla2C3K4
このQRコード（URL）リンクページの右のバナーからアクセスしてください

3

「抜き足、さし足、しのび足」で、ゆっくり階段上り少ない運動・大きな負荷で筋肉に〝いい刺激〟&ヒップアップ、美肌効果も!?

エスカレーターの利用をひかえ、階段を上るよう心がけている方もいるでしょう。「筋肉をきたえるために、二、三階ぐらいは上る」という方も、もしかしたら、いるかもしれません。

でも、そこまでしなくても、筋肉に〝いい刺激〟を与えるコツがあります。「一つ上の階に上がる」場合でも、効率よく筋肉をきたえることができるのです。そのコツとは、「抜き足、さし足、しのび足」で、ゆっくりと階段を上る、というものです。

走って上るのはカラダによさそうですが、実はNGです。

昔、テレビで見たコントで、どろぼう役の人が「抜き足、さし足、しのび足」と言いながら人の家に入るシーンがありましたが、あれです。要するに、かかとを浮かして階段を上るのです。この動作をゆっくり、スローモーションで行います。

すると、一階分上っただけでも、筋肉や骨にかかる負荷が大きくなります。

階段を上るときは、お尻や太ももなどカラダのなかでも大きな筋肉を使います。そのため、ヒップアップ効果が期待できます。

また、**筋肉がつくことによって基礎代謝——安静時でも、カラダが生命活動を行うために消費するエネルギー——が高まり脂肪が燃焼しやすい〝太りにくいカラダ〟になります。**

さらに、下半身の筋肉量が多い人ほど顔のシミが少ないという報告があります。

シミの原因、メラニン色素の発生を抑えるホルモンがあるのですが、このホルモンは筋肉（主に下半身の筋肉）でつくられるのだそう。それが、どのようにして美肌効果を発揮するのかは、今後の研究の成果が待たれるところです。

美容にも健康にもいい「ゆっくり階段上り」、ぜひ一度トライしてみてください。

4 バンザイストレッチで若々しく、しなやかな血管を保つ

カラダの城壁（口や鼻、のどや気管の粘膜）の細胞に必要な栄養素を届ける血液。この血液を全身にめぐらせる血管は年齢とともに硬くなり、血行も悪くなっていく傾向があります。

そこで、おすすめしたいのが「バンザイストレッチ」で血管ケアです。「バンザイストレッチ」は、血管を若々しく、しなやかさを保ち、スムーズな血流を保つのに役立ちます。血管はストレッチすると軟らかく若返るのです。血管が軟らかくなると、軟らかくなった血管に血液が流れます。血圧が高めの方にもおすすめです。

【バンザイストレッチ】

①足を肩幅に開いて立ち、ゆっくりバンザイ（手はパーに開いて指先まで伸ばす）

②そのままの姿勢で、手をグーパー（握ったり、開く）を五回行う（息は止めず、笑顔

で）

③ゆっくりと腕をおろす

＊①〜③で一セット、一日二セット行う

ポイントは、「腕ふり体操」と同様、「バンザイストレッチ」も、笑顔で行いましょう。

「幸福だから笑うのではない、笑うから幸福なのだ」という格言があります。

生理学的にも、笑顔になると、顔の筋肉から脳に「笑った」という情報が伝わり、心がリラックス、楽しくなることが知られています。

また、笑うとNK《エヌケー》細胞が活性化する、という報告もあります。

職場で仕事の合間や家庭で家事の合間に。特にトイレに行ったときには鏡に向かって、まずニッコリ、そして、「バンザイストレッチ」を行うと全身の血のめぐりがよくなり、脳もリフレッシュ。作業ははかどり、いいアイディアも思いつくこと間違いなしです。

バンザイストレッチ

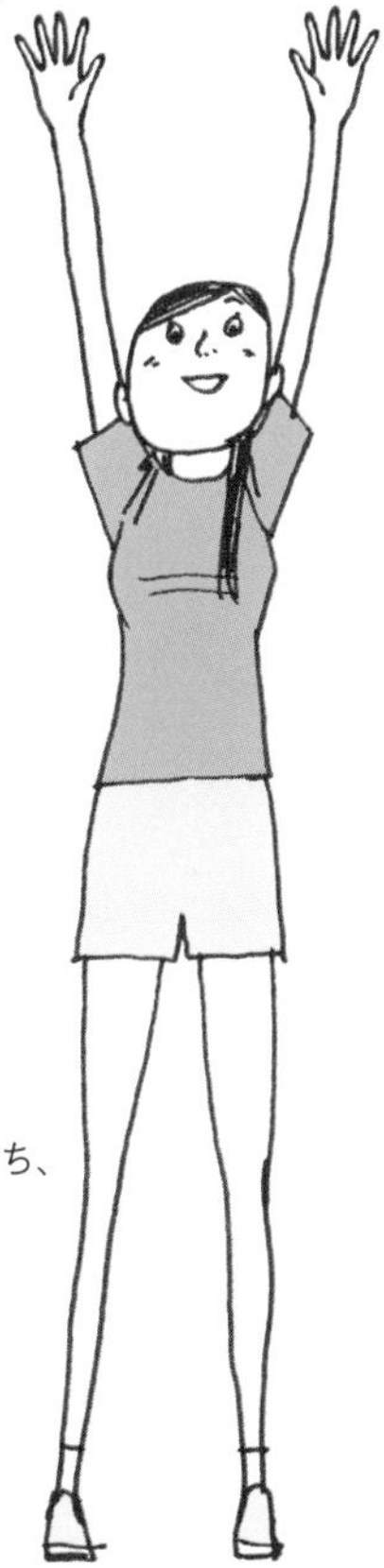

血管を若々しく、しなやかに保ち、
血流がよくなります。

バンザイストレッチの動画にアクセス
https://youtu.be/7dS-x0SuU24
このQRコード（URL）リンクページの右のバナーからアクセスしてください

5

徒歩五分くらいの距離は歩こう 外を歩けば体内でビタミンDが合成される

読者のみなさんは健康に人一倍関心のある方たちだと思います。

健康のために「一日一万歩、ウォーキングしなくては」と思っている人も、なかにはいるかもしれませんね。

私たちは、ふだん、通勤や通学で歩いたり、買い物に出かけたり、家のそうじをしたり、洗たくや洗たくものを干したりといった日々の活動のなかで歩いています。

ちなみに、厚生労働省の調べによると、一日の歩行数は、男性で七〇〇〇歩弱、女性で六〇〇〇歩弱あるのだそうです。「だから歩かなくていい」というのではありません。

職場や家庭で座りっぱなしでいる時間が長いと死亡リスクが上昇する傾向があることが、国内外の研究でわかってきました。

「一日一万歩のウォーキング」をする必要はありませんが、徒歩五分程度の距離であれば歩くよう心がけてください。

ひょっとして自転車や車で移動していませんか。

歩きの効果、特に屋外を歩くことは、ウイルスに打ち勝つカラダをつくるうえでも役立ちます。というのは、日光（紫外線）を浴びることによって、体内（皮膚）でビタミンDが合成されるからです。

第2章（54ページ）でもふれましたが、ビタミンDには骨を強くするほか、マクロファージやNK《エヌケー》細胞など、ウイルスなどの外敵からカラダを守る「免疫機能」を高める働きがあります。

私たちは、**このビタミンDを食事から摂取するだけでなく、日光を浴びることによって体内（皮膚）で合成しています**。かたよった食事をとっているうえに、室内に閉じこもりがちな生活を送っているとビタミンDが不足しかねません。

ビタミンDはサケなどの魚、キノコ類に多く含まれていますが、これらの食品から必要量のビタミンDを摂取することは難しく、外に出て歩きながら紫外線を浴びて体内ビタミンDを増やすことも大切なことだということを忘れてはいけません。

6
ビタミンD不足を防ぐには、どれぐらい日光に当たらないといけないの？

専門家たちの間で近年、免疫機能を高める働きが注目されるようになったビタミンD。その働きが、健康に関心のある人々に知られるようになったのは、くしくも、新型コロナウイルス感染症が世界的に流行したことがきっかけでした。

「ヨーロッパでは血液に含まれるビタミンDの量が少ない人に新型コロナウイルス感染者が多い」という研究、「ビタミンDが欠乏している人が多いスペインでは新型コロナウイルス感染症による死亡率が高い」「ビタミンDのサプリメントを摂取したグループは感染者が少なかった」という研究など、世界中の研究者たちが新型コロナウイルス感染症とビタミンDとの関連を調べて報告、それらにメディアが注目し、報じたからです。

ヨーロッパ、とりわけ北欧のようにお日さまが出ている時間が短い国と違って、日本に住む我々日本人は日常生活のなかでお日さまの光（紫外線）にふれ、体内でビタミンDが合成されているだろうから不足はないだろうと考えられていました。

しかし近年、紫外線を浴びすぎることで皮膚はダメージを受け、皮膚がんにもなりやすいことがわかってきて、「日光に当たるのはよくない」という考え方が一般に広まっていき、それと同時に、予防医療の観点から「日本人のビタミンD不足」を心配する声が聞こえてくるようになりました。

なぜなら、ビタミンDは、サケなどの魚、キノコ類には多く含まれているとはいうものの、ほかの食べ物ではほんのわずかしか含まれていないか、含まれない食べ物も少なくないからです。

そうです、**食事だけでビタミンDをまかなうのは難しいのです**。

だから、**健康を維持するためには、日中、私たちの皮膚にお日さまの光が当たることによって、体内でビタミンDを合成しなくてはならないのです**。

では、私たちは一日のうち何分、太陽の光に当たる必要があるのでしょうか。

実は、これは一概には言えません。同じ日本でも地域によって異なりますし、また同じ地域であっても、日にち、時間帯、肌の露出度によって異なるからです。

たとえば、横浜に住んでいる人が顔と両手の甲を露出させた場合（肌の露出面積六〇〇平方メートル）、二月上旬で二五分、七月上旬で九分、九月上旬で一五分なのだそう（時間はあくまでも目安）。

また、顔、両手の甲に加えて、両ひざから下を露出した場合（肌の露出面積一二〇〇平方メートル）は、右記に紹介した時間のおよそ半分の時間でよいそうです。

そう考えると、歩いて五分のところには、ちゃんと歩くだけでもビタミンD合成にはプラスになります。

なお、国立環境研究所の地球環境研究センターのウェブサイト（http://db.cger.nies.go.jp/dataset/uv_vitaminD/ja/）では、横浜以外の地域について、ビタミンDの合成に必要な紫外線照射時間の目安、速報値などを公表しています。興味のある方は、そちらを参考にしてみるとよいでしょう。

7 五分の運動でも積み重ねれば大きな効果

ウォーキングや水泳などの有酸素運動は、肥満（内臓脂肪や体脂肪の蓄積）、高血圧、糖尿病をはじめとする生活習慣病の予防に役立つことで知られています。

以前は、「運動を開始して二〇分たったころから脂肪が燃えはじめる。だから、ウォーキングなどの有酸素運動は二〇分以上継続して行わなくては意味がない」などと言われていました。

しかし、現在は一度にまとめて運動しなくてはならないわけではなく、五分ずつ、または一〇分ずつ、究極は一分ずつの細切れで運動しても体脂肪は減り、生活習慣病の予防効果は得られるとされています。

しかも、階段の上り下りや、そうじ、歩くことなど、日常生活のなかで行う活動でも積み重ねていけば大きなメリットが得られる。つまり、肥満の改善、生活習慣病の予防効果が得られることが、近年の研究により知られるようになってきました。

逆に、日ごろ、あまりカラダを動かさない生活を続けていると、当然ですが体脂肪がたまり肥満になりやすいことがわかっています。

米国ピッツバーグ大学の研究チームの報告によると、日中、テレビを見て過ごす時間と、身体活動を行う時間は反比例しており、テレビの視聴時間が長くなればなるほど、肥満度（ＢＭＩ）が高かったり、腹囲（内臓脂肪がたまっているかどうかをチェックするための目安）が増えていく傾向があったそうです。

座るより立つ、立つより歩く——何もしないで過ごすより、ちょこまか、こまめにカラダを動かすことが大切です。

8

〝冷え〟は万病のもと!! お湯にのんびりつかって血行改善せよ!!

「〝冷え〟は万病のもと」

このフレーズを見たり、聞いたりしたことがあるでしょう。

なぜ、万病のもとなのかというと、〝冷え〟は血行を悪化させ、代謝や免疫力を低下させ、ウイルスなどの外敵からわが身を防御する能力を弱めてしまうからです。

口や鼻やのどの粘膜の細胞をはじめ、全身の細胞一つひとつのなかにいるミトコンドリアを元気にし、さらにマクロファージやNK《エヌケー》細胞、侵入してきた外敵を攻撃する武器（IgA）などが十二分にその威力を発揮するには〝冷え〟を解消し、スムーズな血行を保つことがとても大切です。

では、〝冷え〟を解消するにはどうしたらよいのでしょうか。

いろいろ方法がありますが、まずは、お風呂をおすすめします。

お風呂につかっていると、カラダが温まり、緊張がほぐれて心身ともにリラックス。血管も広がって血行がよくなります。

また、血管が広がったり縮んだりを繰り返すことによって、血管の若さ（しなやかさ）が保たれるのですが、入浴中はお湯につかったり、バスタブから出たりを繰り返しますね。その意味で、お風呂は、しなやかな血管を保つのにも役立つのです。

ただし、押さえておきたいポイントがあります。少しぬるめのお湯（三九～四〇度）に一〇分程度つかってください（注・持病がある方は主治医の指示に従ってください）。一〇分が無理なら八分、八分が無理なら最低でも五分は温まってください。

この入浴法が全身の血行をよくして冷え性を改善、カラダをイキイキ元気にしてくれます。

また、お風呂から上がった後しばらくの間、カラダはぽかぽかしていますが、三〇分ぐらいたつと熱がスーッと引いていきます。この深部体温（カラダの中心の体温）が下がるタイミングでベッドに入ってください。ぐっすり快眠できますよ。

9 お酒で浮世の憂さを晴らす日々 これじゃあ城壁も、マクロファージも たまらない!!

過剰なストレスを受けたとき、またストレスをたくさんため込んでいると、風邪をひきやすくなったり、体調を崩してしまうことがよくありますね。

また、ストレスにさらされているとき、私たちの体内では、俗に「ストレスホルモン（コルチゾール）」と呼ばれているホルモンがたくさん出てきます。その影響でミトコンドリアの機能が低下することが知られています。

読者のみなさんは、ふだん、どのようなストレス対策をしているのでしょうか。なかには、お酒を飲んで気分転換している、という方もいるかもしれませんね。

お酒はほどほどであれば百薬の長、健康増進につながることがわかっています。しかし、過度な飲酒、特にアルコール度数の高いお酒をストレートで飲むと、城壁の役目の粘膜がダメージを受け、〝バリア〟機能が低下してしまいます。

また、**アルコールはマクロファージの働きを低下させる恐れがあることが近年わかってきました**。

さらに、お酒を飲みすぎると内臓脂肪が蓄積したり、動脈硬化を起こして血流が悪化したり、肝機能が低下するなど、健康面でいろいろ問題が起きやすくなります。

それによって、NK《エヌケー》細胞など、その他の免疫細胞たちも元気をなくしてしまうことが知られています。

ですから、お酒はほどほどに、そして週に二日、最低でも週一日の〝休肝日〟を守りたいものです。

そして、お酒を飲むときは、ぜひ「楽しいお酒」を意識してみてください。

意識をすると、仲間と一緒なら「おしゃべりをしたり、歌ったり、楽しい時間を過ごしながら飲もう」とか、一人で飲むときも「食事を楽しみながら笑顔で飲もう」ということになります。ですから、まずは「楽しい」を意識しましょう。

10 抑えられない食欲……知らぬ間に「睡眠負債」を積んでいたのかも？

目覚めたとき、スッキリ目覚める、あるいは「ぐっすり眠った」感じがありますか？

理想の睡眠時間は人によって異なり、すべての人に一律に「何時間、眠らなければいけない」ということができません。

ただ、人間には眠っている間に脳を休息させ、カラダのどこかに傷んでいるところがあればそれを修復する〝しくみ〟があります。だから、ちゃんと睡眠がとれていれば、スッキリ目覚められます。

逆に、「眠れた感じがない」という場合は、質のいい睡眠がちゃんととれていないと考えられます。

睡眠が不足すると、日中のパフォーマンス・生産性が低下するだけでなく、免疫機能、食事からとった糖や脂肪をエネルギーに変える〝しくみ（代謝）〟など、様々な機能がうまく働かなくなってきます。

たとえば、**睡眠不足の人は、食欲を増進させるホルモンがたくさん出るうえに、食欲にブレーキをかけるホルモンの量が減るため、食欲をコントロールするのが難しく、肥満になります**。

また、善玉コレステロールの低下・内臓脂肪の蓄積・高血圧・中性脂肪の上昇・血糖値の上昇を引き起こすという報告もあります。

心配なのは、睡眠不足が長く続くとなれてきて「つらい」と感じにくくなるため、自分でも知らないうちに「睡眠負債」をためてしまいがちなこと。

そして、「睡眠負債」を続けていると、睡眠不足が解消されずにどんどん積み重なった結果、心もカラダも健康ではいられなくなることです。

11 ぐっすり快眠のカギを握る〝朝の過ごし方〟

ヒトは朝になると自然と目が覚め、夜になると眠気をもよおします。

それは、カラダのなかにおおよそ二四時間周期のリズムをきざむ〝時計〟があるからです。

この〝時計〟のことを「体内時計」（または生物時計）といいます。

「眠ること・目覚めること」のみならず、体温や血圧、ホルモンの分泌などが、この体内時計がきざむリズムにのっとって変動するようになっています。

ところで、一日は二四時間ですが、体内時計はそれより少し長い二四時間一〇〜一五分なのだそう。

「それじゃあ、朝昼晩の時間と、体内時計との間にズレが生じるじゃないか」と思ってしまいますが、実際は、ほとんどの人は朝に目覚めて夜になると眠りますね。そう、ズレていないのです。

それはなぜかというと、朝、部屋のカーテンを開けると、外から光が入ってきますね。また、朝食も食べるでしょう。こうしたことで体内時計がリセットされ、ズレをなくしているのです。


ところが、夜更かしをしてお昼近くまで寝ていたり、朝食を食べなかったりすると、体内時計のリズムが少しズレてしまい、寝つきが悪くなってしまいます。

つまり、快眠を得るには、朝の過ごし方が大事なのです。毎朝、目が覚めたらカーテンを開けて日の光を浴びてから朝食を食べる、というリズムを大切にするということです。


朝食は、伝統的な日本食が理想的です。「パンとコーヒーだけ」「シリアルに牛乳をかけるだけ」という方は野菜サラダをプラスしましょう。

野菜をプラスすることで食後に血糖値が急上昇するのを防ぐことができます。この効果は昼食（セカンドミール）のときにも発揮されることから、「朝食のセカンドミール効果」と呼ばれています。

12 〟つくり笑い〟でもNK《エヌケー》細胞は元気になる!! 笑う門には福来る

ほがらかに笑っている人を見ていると、こちらもほがらかな気持ちになります。初対面の人に笑顔であいさつされると、緊張がほぐれ、会話を楽しむことができます。

このように、みなさんの笑顔には周りの人たちの心を豊かにする働きがあります。それだけではありません。自分が笑うことで自分自身を癒やすこともできるのです。

「ヒトは悲しいから泣くのではない、泣くから悲しいのだ」

右に紹介したのは、いまから一〇〇年以上前、当時のアメリカ心理学会・会長をつとめたウィリアム・ジェームズが唱えた説です。同時期に同じような説を唱えたデンマークの医師カール・ランゲと合わせて「情動のジェームズ＝ランゲ仮説」と呼ばれます。

彼らの仮説は現在も様々な国で研究され、笑ったときの顔の筋肉の動きが幸せ感をもたらすことが科学的に検証されています。

また、**落語やコメディを見て笑うとNK《エヌケー》細胞が活性化することが知られていますが、楽しいことが起きなくても「アッハッハ」と〝つくり笑い〟をするとNK《エヌケー》細胞が活性化したり、ストレスホルモン（コルチゾール）の分泌が減少することが報告されています。**

「こんなにつらいのに笑顔なんて……」と言いたくなるときもあるでしょう。

喜劇王チャップリンが作曲した『スマイル』は、そんな人生の局面にある私たちの心に響きます。この曲につけられた歌詞のワン・フレーズを紹介して、本編をしめくくりたいと思います。

You'll find that life is still worthwhile
If you just smile

かけがえのない宝をあなたは手にするだろう
あなたが笑ってさえいれば

column

在宅エコノミークラス症候群⁉　テレワークで長時間座りっぱなしは危険‼

飛行機での移動中、長時間じぃーっと座席に座り続け、「やっと着いた」と思ったら、突然の呼吸困難――このような緊急事態を我々医師は「急性肺血栓塞栓症」と言います。またの名を「エコノミークラス症候群」、耳にしたことがありますよね。

足は「第二の心臓」と呼ばれ、心臓から下半身へ送られた血液を心臓へ戻すポンプの役割を果たしていますが、座ったままの状態が長く続くとポンプの働きが悪くなります。すると、下半身に血液がたまって血の塊（血栓）ができやすくなります。できた血栓は血流にのって肺に到達、肺の動脈をつまらせて呼吸困難に見まわれる、というわけです。「エコノミークラス症候群」は、飛行機のエコノミークラスの乗客だけでなく、ビジネスクラスの乗客、長距離運転をする人、災害時に車中泊する人にも見られます。

また、在宅勤務・テレワークで長時間パソコンに向かい、黙々と作業をこなしているみなさんも、エコノミークラス症候群に注意が必要です。仕事の合間に腕振り体操やバンザイストレッチを行うと同時に、こまめに水分をとるようにしましょう。

column

肩甲骨を動かすと「背筋美人」に!!

「腕振り体操」では、大きく腕をふることによって肩甲骨が動きます。巻では「肩甲骨は腕と肩をつないでいる骨」と言われますが、実は肩甲骨と体幹を接続しているのは鎖骨のみ。あとは肩甲骨の周りについている筋肉が支えています。

この構造のおかげで肩甲骨は上下、左右、ぐるっと回したりと自由に動くことができているのですが、肩甲骨の周りについている筋肉は重たい腕を支えたり動かしたりと激務をこなしています。それらが「肩こり」の大きな原因になっているのです。

「腕振り体操」は、大きく腕をふることによって、肩甲骨についている筋肉をほぐし血行を改善して、疲労（こり）の回復をうながします。

また、肩甲骨についている筋肉は首や背中とも連動していますので、首のこりを軽減したり、背筋が美しくのびた〝よい姿勢〟を身に付けることができます。

さらに、肩甲骨の裏側には「褐色脂肪細胞」があります（ミトコンドリアが多数存在するため褐色に見える）。この褐色脂肪細胞は、脂肪をため込まず、脂肪を燃焼させる脂肪細胞です。肩甲骨を動かすことで褐色脂肪細胞も活発に働きます。

肩甲骨を動かすメリットだけを見てもこれだけあります。

日常の隙間時間に「腕振り体操」を行い、少しずつ自分のカラダが変わっていく楽しさをご堪能ください。

この章のおさらい

◎ミトコンドリアを活性化するには、有酸素運動と「ちょっときつめの筋トレ」を

◎隙間時間にできる「腕振り体操」と「バンザイストレッチ」をそれぞれ一日二セット行い、ウイルスに打ち勝つカラダをつくろう

◎たまにスポーツジムに行って汗を流しても、ふだん座ってばかりいたら効果は半減！　日ごろから、よく歩き、こまめにカラダを動かそう

◎マクロファージやＮＫ《エヌケー》細胞など免疫を高めるビタミンＤは、食事でとるだけでなく、適量の紫外線を浴びることで体内で合成される

◎朝、目が覚めたら太陽の光を浴び、朝食をとって体内時計をリセット

◎笑うと幸せになり、ＮＫ《エヌケー》細胞を活性化、ウイルスに打ち勝つカラダになる

おわりに

この本を執筆している二〇二〇年一二月現在、新型コロナウイルス感染症は世界を変えてしまうほどのインパクトをもって、いまだ拡大中です。普段あまりテレビを見ない私ではありますが、この数ヶ月間、コロナ感染の対応策やニュース番組を聞いて、いろいろと感じているところに運よくプレジデント社の川井田女史から「先生、簡単にできる予防方法を広めましょうよ！」という提案があり、この本を書くことになりました。

テレビではPCR検査陽性者の増減が連日報道され、これに日本国民は一喜一憂し、不安に駆られ、マスクをして、外出を避け、自宅にこもりがちになりました。仕事もテレワークが中心となり、ビジネス街も以前の賑わいは見られません。

街角インタビューにこたえた一人の女性は「マスクも手洗いも、うがいも、消毒もやっているのに、これ以上、私たちは何をすればいいんでしょうか」と、なかばあきらめの様子。

私はいまこそ、「自分のカラダは自分が守る」という意識をもたなくてはならないのだ、と思うのです。

この原稿が本になって書店に並ぶころの世の中は、いったい、どんな状況になっているでしょうか。新型コロナは感染拡大をつづけているのか、収束に向かっているのか。

どちらにしても、私たち〝新しい日常〟のなかで、いまここを生きていかなくてはならないのです。

そして、そういう世界にあって、私たちができることが、まだあるのです。

「私たちにできること」とは、私たち人間に生来備わっている免疫力が十分に発揮されるような食事、生活です。

要するに、ちょっと前の日本の食事、生活に学べばいいのです。

ちょっと前に学ぶとは、「すべてを昔に戻す」ということではありません。いまの日常の〝いいこと〟は残し、ちょっと前の日本の〝いいこと〟を実践していくのです。

では、具体的にどんなことを実践していけばよいのか、発酵マイスターの作間由美子さんとミーティングを繰り返し、一冊の本にまとめたのが本書です。

振り返ると人類と感染症との付き合いは古く、スウェーデンの集団墓地に埋葬されていた、五〇〇〇年前の人骨から最古となるペスト菌が発見されています。

また、わが国でも『日本書紀』に、崇神天皇のころ〝疫病〟があり多くの人が命を落としたという記述が残されています。

常に、人類の歴史とともに感染症もあったのですから、当然これからの未来にも、それは変わらないでしょう。

本書で紹介している食生活、日常生活は、新型コロナウイルス感染症への対応策となるのはもちろん、将来〝未知の感染症〟が起きたときにも、お役に立つだろうと、私は信じています。

読者のみなさんと大切な人すべてが、健やかで心豊かな毎日を過ごせますように。

金城　実

	特徴	ストアデータ
	手軽な八丁味噌のパウダー	https://8miso.shop-pro.jp/
	昔ながらの石室づくりで 長期熟成	http://h-100.jp/sp/keistore.html
	かけるだけ混ぜるだけで おいしいイタリアン	https://ymy.co.jp/umamioil/
	砂糖不使用のケチャップ	https://jp-atelierdekoji.com/guide/
	麦麹と米麹をミックスした コクも甘みも楽しめる味噌	https://yamagomiso.com
	本格なのにとても 食べやすい	https://www.kei-kimuchi.jp/
	５年熟成でまろやか	https://www.kakuida.com/
	昭和 30 年創業、 下町のくずもち	http://www.yamashin-shokusan.co.jp/
	精米歩合６０％の贅沢な麹 でつくられた甘酒	https://www.sennen-koujiya.jp/
	醤油の専門店 全て 100㎖	https://www.s-shoyu.com/
	酢酸菌１億個分の 酢酸菌酵素配合	https://www.kewpie.co.jp/yoitoki/

手軽に使える発酵食品のお取り寄せショップリスト

	アイテム	企業	商品名
1	八丁味噌	まるや八丁味噌	八丁味噌の味噌パウダー 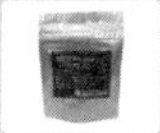
2	納豆	ケイストア	豆むすめ 
3	浜納豆のオイル漬け	ヤマヤ醤油有限会社	発酵旨味オイル 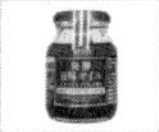
4	砂糖不使用ケチャップ	atelier de koji	甘酒ケチャップ 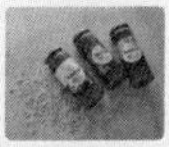
5	調合味噌	五味醤油	甲州やまごみそ 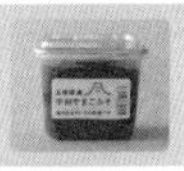
6	キムチ	おつけもの慶	本格キムチ 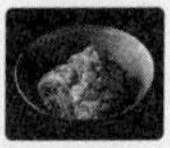
7	黒酢	福山黒酢株式会社	桶志田黒酢 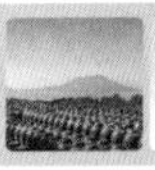 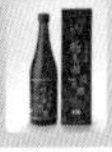
8	江戸久寿餅	山信食産	ハートくずもち 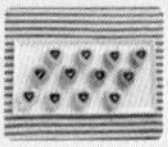
9	麹調味料・飲料	千年こうじや	あまさけ 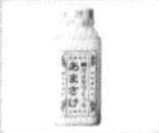
10	醤油	職人醤油	選りすぐりの醤油
11	酢酸菌サプリメント	キユーピー	よいとき 

profile

金城 実（きんじょう・みのる）

東京生まれ。医学博士、一般社団法人日本予防医療協会代表理事。岡山大学医学部卒業後、麻酔科に入局。ニューヨークのアルバート・アインシュタイン医科大学に留学し、医学博士号取得。帰国後、岡山大学医学部附属病院麻酔科病棟医長として最先端のテクノロジーを駆使した治療に携わる。1996年、予防医療の実践のために大学病院を辞し、独立。2003年に（株）MDジャパンを設立。「医者がすすめるメディカルダイエットプログラム」を研究開発。予防医療プログラム「Dr.セルフチェック」を開発し、企業や病院、フィットネスクラブなどを中心に展開。11年より予防医療的な視点から企業への健康経営の提案を開始。14年、実践的予防医療の人材育成のため日本予防医療協会を設立。20年4月より沖縄県知事政策参与就任。

著書に『「粘膜パワー」で若返る超健康になる』（プレジデント社）、『血液サラサラ、ボケない、ヤセる！1日1分！腕ふり健康法』（KADOKAWA）、『日本一わかりやすい　健康経営』（プレジデント社）。

作間由美子（さくま・ゆみこ）

発酵プロフェッショナル 発酵マイスター 上級認定講師として、一般社団法人 日本発酵文化協会に所属。福島県出身。ホテル業界で飲食に携わりながら、ワインに興味をもち、当時、東北初の女性ソムリエとして脚光を浴びる。

その後、「学びたい人の学びたい時のための『校舎のない学校』」を有志と設立し、発酵の第一人者である小泉武夫氏の発酵講座などを開催。そこで発酵に興味を持つ。

2012年には、一般社団法人 日本発酵文化協会の立ち上げメンバーとして参画し、以後、発酵をライフワークとする。また、発酵講師として活躍する傍ら、著名な方々を講師として招き、食文化を楽しく身につける場づくりをしている。

有限会社メディア・サーカス代表。

免疫は発酵食品でぐんぐんあがる

2021年 3月2日　第一刷発行
2021年10月4日　第二刷発行

著　者　金城 実、作間由美子
発行者　長坂嘉昭
発行所　株式会社プレジデント社
〒102-8641
東京都東京都千代田区平河町2−16−1
平河町森タワー13階
https://www.president.co.jp/　https://presidentstore.jp/
電話　編集 (03) 3237-3732
販売 (03) 3237-3731
装　丁　井上新八
本文デザイン　長健司
イラスト　山本重也
販　売　桂木栄一　高橋徹　川井田美景　森田巌　末吉秀樹　神田泰宏　花坂稔
編　集　川井田美景
編集協力　道井さゆり　飯嶋容子
制　作　関 結香
印刷・製本　萩原印刷株式会社

ISBN978-4-8334-2398-4
Printed in Japan